全国名老中医药专家传承工作室建设项目

《国医凝萃系列》

秦亮甫
中医外科治疗法

QINLIANGFU
ZHONGYI WAIKE ZHILIAOFA

秦亮甫 编著

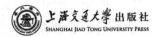

上海交通大学 出版社
SHANGHAI JIAO TONG UNIVERSITY PRESS

内容提要

　　本书介绍全国名老中医秦亮甫的中医外科治疗法。全书由上篇概论和下篇各论组成。上篇系统介绍中医外科的辨证论治、中医外科内服药之使用、中医外科外用药的探讨及中医外科治疗方法分类。下篇介绍十余种外科病的中医治疗、十余种西医外科疾病的中医治疗方法及外科疾病的术后处理。全书内容全面、叙述条理清晰,是一本全面介绍中医外科基础理论及临床实践应用的指导用书,适合高等中医药院校师生及中西医外科医生阅读参考。

图书在版编目(CIP)数据

秦亮甫中医外科治疗法/秦亮甫编著. —上海:上海交通大学出版社,2014
ISBN 978-7-313-11791-5

Ⅰ.秦… Ⅱ.秦… Ⅲ.外科病证—中医治疗法 Ⅳ.R26

中国版本图书馆 CIP 数据核字(2014)第 161579 号

秦亮甫中医外科治疗法

编　　著:秦亮甫
出版发行:上海交通大学出版社　　　地　　址:上海市番禺路 951 号
邮政编码:200030　　　　　　　　　电　　话:021-64071208
出 版 人:韩建民
印　　制:上海颛辉印刷厂　　　　　　经　　销:全国新华书店
开　　本:787mm×960mm　1/16　　印　　张:8.5
字　　数:92 千字
版　　次:2014 年 9 月第 1 版　　　　印　　次:2014 年 9 月第 1 次印刷
书　　号:ISBN 978-7-313-11791-5/ R
定　　价:38.00 元

编委会名单

主编　秦亮甫

编委　（以姓氏汉语拼音为序）

　　　陈申旭　李　鹤　牟　姗　祁　宏

　　　上官文姬　汤璐敏

秘书　汤璐敏　陈申旭

目　　录

上篇　概论

下篇　各论

上篇 概论

第一章　中医外科的辨证论治

一、辨证

中医外科在临床辨证方面和中医内科一样,外科也是以四诊八纲来分析病情而进行辨证论治的,所不同的是中医外科须辨证的内容更多于中医内科,除一般全身情况以外尚有外科疾病的局部情况。在四诊方面望诊需观察局部是否红肿,肤色如何,疮疡及脓之颜色,如烂皮火焰疽之疮口周围不同于一般病变而有红紫黑白硬软圈,从脓的色泽可判别其虚实寒热等。在闻诊方面除听患者诉说病情之外,尚需要闻脓之气味,即不只听患者陈述而且要用鼻闻。问诊时亦须问清外症情况,如疼痛是持续性的、阵发性的,还是跳痛、胀痛等,在辨证上都有重要意义。切诊对一个中医外科医师来说更是具有特别重要的意义,是诊断必不可或缺的一个步骤。医师不但要切脉,还要切诊(即触诊)局部情况,因为外症总是要通过医者的手才能真正诊得病情。如局部是否发热,根盘及硬块的大小,是硬还是软,有无波动,肿块是否可以活动,有无压痛等,这些都是辨证上至为重要的内容。

经云:"虚者补之,实者泻之,寒者热之,热者寒之。"故欲得病之痊愈必须施治用药及手术之正确,而欲得施治正确,则又当先辨清诸症之属虚属实,属寒属热,由此可知辨证之重要性,现将笔者对外科八纲辨证的体会分述于后。

(一) 表里

1. 表证

外证之辨表里不依疡疮之所在位置为依据,而其只能作为全身症状的一个参考内容。

表证多见于病之初起时有恶寒发热,甚或头痛身痛等症,脉象浮,舌苔薄,局部肿胀疼痛发红或不红,此为邪在表,而表邪又可挟风挟湿,如肤色赤红疼痛,此为火毒,而其发于头面者则为风火,发于足膝者则为湿火,乃因风邪侵上、湿热渗下之故也,但总为在表。凡见表证,可用表法如祛风、透邪、发汗而发散之(西医治疗用消炎、退肿、解热方法)。

2. 里证

里证可分为里热里寒、里虚里实等,其见症亦各有不同。如口渴思饮、烦躁便秘、舌苔黄厚、身热、脉沉数而有力者,此乃里有实热也。疔毒走黄、邪毒内陷,即属于此证,此乃为病已入里。虽其外证发于肤表亦不能用表法施治,不能投以表散之药,可用泻热之法以泻其在里之实热。属于里之虚寒者,如疮疡已溃脓而不收口、疮口色淡新肉不生、身已无热、精神不佳、食欲缺乏、倦怠思眠,此为明显虚象;若再见脉沉细、苔薄或光,则为里虚明矣,绝对不可用表散,而当调理中气也。

此外,尚有半表半里之证。其症有热不高,全身症状不显,局部肿块化脓慢,或中间一点出脓四周仍僵硬,溃后难收口,如奶痰、颊疡、瘦瘤等症属之,其治亦当辨寒热虚实而随证施治。

（二）虚实

1. 虚证

局部肿胀平坦不高，不红不痛或仅有痛感而无剧痛，软蔓，脓稀而少，脓色白或极臭，疮口溃后不易愈合；自汗色脱，肠鸣泄利，食少呕吐，脉微细而软，舌苔薄淡，小便自利，大便滑利，语音低微，精神不佳，不发热或有微热，安静倦卧，无力，嗜眠，此等皆为虚象，常见于老年体弱而多病者，或慢性病患者，如流痰、瘰疬等症，经云："久病必虚"，此即是也。见此等虚证则当用托补之品，促毒邪外出，而补已亏之正气，经云："正气夺则虚"，虚则当补，否则将会日益消耗以至不治。

2. 实证

其局部症状为肿胀高起而红，坚硬疼痛，脓稠，色黄而多无臭味。全身症状有发寒热大便硬或便秘，小便涩，饮食如故，胸满胀闷，肢节疼痛，身热脉实大，头目昏重，神昏谵语，或大声呻吟，举动狂躁，舌苔燥厚等皆为实象（实证亦有热实、寒实之分，然热实多与热同见，寒实之证极为鲜见）。此证多见于体强而又感实邪之初期，经云："邪气盛则实"，故以急泻其实邪，此等实证临床是较为多见的。

（三）寒热

1. 寒证

寒多与里证、虚证同见，虽然亦有表寒、寒实之证，但极为少见，故从略不论，只论寒而兼虚者，其见症多，与虚证有相似之处。其症有怕冷而身不发热（亦有发微热者则为表邪寒证，旋即热退不复再有），面色苍白，眼白发青,食不消化,大便溏泄,小便清利,肢冷畏寒,脉象迟涩,舌苔多白,如挟湿则苔白腻,与虚证同见者则白薄。其局部症状有:发生及成熟均极慢,平塌不肿不红,时感酸楚而不痛,脓稀而色白,蔓延日久不易收功。此证多见于慢性消耗性疾病之晚期,或病已久而不愈者,如乳癌之晚期,或攀藤流注,全身发数十处,接连发生延至数月,体力消耗殆尽者均出现此等之寒象,急当以温热之剂投下,或可挽千钧于一发;所谓寒者热之是也。

2. 热证

热证多与实证同见,虚热亦有如流痰之日晡发生潮热,即属虚热,但较为少见。热证同样可见于表证之时(表热),亦可见于病已入里之时(里热),但其热之见症总是一样,不过只是在表在里的见症不同而已。故见热证后,再以表里之别而辨之,则可确定热之证在也。

热之实证有身发壮热,面色潮红,目赤唇裂,口苦,烦渴思饮,易消食而大便燥结,小便短赤,烦而脉多洪数,舌苔黄燥,甚或焦黑等症状。外症:发病甚快,肿胀迅速高突,根盘大,周围水肿,皮色红赤,目灼热,疼痛剧烈,拒按而压痛甚著,很快即可成脓;穿破后脓多且色黄稠,无臭味,出脓后肿块消失而软绵,腐肉易脱,患者精神佳,局部红,新肉易生,疮口易敛,体力壮实者,多有此过程。此证在初期当辨其热在表在里而用发表散热法或泻热以和里,至溃脓后多不需服药亦可自愈。

(四) 阴阳

阴阳是代表着两种(或两组)相对的互相矛盾而又互相依赖、相互制约的概念。它在辨证中甚至在整个中学医理论中包括了一切的概念名称。所以在八纲中阴阳包括表里、虚实、寒热诸证。

1. 阳证

阳证包括表证、热证、实证。它代表身体抵抗力强,表现一系列兴奋亢进,机体对疾病有积极的反应(如局部有红、肿、热、痛等急性炎症等症状),能促使局部病灶很快地化脓,排脓后能很快痊愈者谓之阳证,它概括了一般急性病而结果良好者。

2. 阴证

阴证包括里证、虚证、寒证。它提示身体抵抗力差,表现症状为抑制、宁静、衰弱、抗病功能消极(局部无急性炎症现象,如寒性脓肿)之一系列体征,局部病灶发展很慢,病程较长,患者身体表现为一派虚弱之象,它包括了所有慢性病。此类病证治疗很难见效,且多预后不良。

兹将阴阳之局部辨证列表比较于下:

类证	阳　证	阴　证
快慢	三五天疮就成形	半月甚至月余尚未成形
深浅	发于肤表不引起功能障碍	发于肌肤深层推筋着骨而运动不便
肿胀	高突红肿(周围水肿),边缘明显	平塌陷下(组织虚软),边缘不明显
疼痛	胀肿迅速,疼痛剧烈	麻木酸楚,不觉疼痛
脓水	稠黏,色黄,多而不臭	稀淡而薄,时常自渗,多少不定
皮色	潮红	不红
硬度	初起坚硬,溃后渐软	初起不硬或坚硬如石,不易消除
局部	灼热充血	微热或不热
性质	局部性发作迅速	多蔓延,发作缓慢
预后	良好(顺证)	不良(逆证)
病程	短	长,甚至有数年不愈者

二、辨五善七恶

五善七恶实际上是辨疮疡之顺逆及预后之标准也,五善证见则为顺而预后好;反之七恶证见则为逆而预后多凶,现将对五善七恶简述于下。

(一)五善

1. 心善

心善是指一般情况好,精神佳,疮虽痛而起居如常,语音清楚,即无心脏及血液循环系统并发症。

2. 肝善

肝善是指无身重无力之象,动息安宁,无易怒、暴躁、筋挛或黄疸之象。

3. 脾善

脾善是指脓色黄而稠,饮食有时,食欲正常,大便如常,消化系统正常而无其他并发症。

4. 肺善

肺善是指说话声响有力,皮肤润泽,即无咳痰、气短等呼吸系统并发症。

5. 肾善

肾善是指小便正常,无泌尿系统病变或循环不良所致之症状,溃脓后局部胀肿即行消退者。

五善证同见则为正气足,精、气、神均在,足可抵抗病变。

（二）七恶

1. 一恶

一恶是指精神不好,神志不清、语言呢喃(或为舌蹇现象),疮形发紫黑色(或为坏疽性)。

2. 二恶

二恶是指腰身强直不灵,吊睛,疮口流血水,易受惊而发。

3. 三恶

三恶是指消化力减弱,不思饮食,消瘦脱形,脓稀而臭,不知害痛(或为消耗性病之晚期)。

4. 四恶

四恶是指有脱水现象,皮肤干枯,痰多而喘,说话上气不接下气,声音嘶哑(或为有肺结核、气管炎、肺炎、肺脓疡,支气管哮喘等并发症)。

5. 五恶

五恶是指合并有消渴证者,饮多、尿多,日渐消瘦(此或即糖尿病合并痈疽预后不良之记载)。

6. 六恶

六恶是指身显水肿,泄泻大便。此为合并心脏或循环系统疾病所致发生水肿(便泻为肠黏膜亦有水肿而吸收不良所致者,及晚期之败象也)。

7. 七恶

七恶是指疮口黑暗,凹陷不出脓而流臭水,四肢厥冷(此亦为循环系统之并发症,或为慢性溃疡,为气血虚亏及循环不良之体征)。

七恶见者乃正气不足毒邪内移,精气神均失,则危在旦夕。

总之,从五善七恶中可以看出,凡不并发各系统之症状者均为五善,而有重要脏腑并发症者则为七恶。古人虽不能明确指出其所以然,但已从经验中总结出预后不良的症情,特别是对糖尿病合并痈疽者。由此可见古人观察病情之仔细也。

三、辨肿

1. 原因

肿主要是由于身体某一部分的气血凝滞、阻塞不通而形成的。

2. 种类

肿有虚肿(为漫肿)、实肿(为高肿)、火肿(为红肿焮热)、寒肿(为色青木硬)、湿肿(指下压有凹的肿)、风肿(不发红的肿)和气上(因七情而引起的肿),还有外伤跌扑的瘀血肿,等等。

3. 肿与诊断及预后的关系

(1) 下肢成片的红肿并且肤色发亮为湿火,或上肢及颜面的一大片红如丹为热毒,即丹毒。

(2) 颜面疔毒之肿毒重。

(3) 脑后脑疽之红肿剧时毒重。

(4) 肿势漫肿无头,周围有波动者,是气血已衰、正气不足的表现,是病属危险的征象。

（5）如四周坚硬，中间已软，触之有波动者，表明中间已有化脓现象。

（6）局部不红肿，只觉酸胀痛，或酸而不胀痛，经过一个时期发现有肿块，肤色不变者要注意可能为流痰阴疽。

（7）肿疡高突、根盘收缩的容易治疗，不收缩者则难治疗。

（8）纯红高实的肿毒浅，暗红色的毒深。暗而下陷凹的为险证，要特别注意，此为毒陷之象。

四、辨痛

1. 原因

通则不痛，痛则不通，亦是由于气血凝结的结果，是机体正常功能状态失调的标志。

2. 种类

痛有轻痛（皮肤痛）、重痛（筋骨痛），限部局性疼痛，游走性痛、放射痛、压痛、夜间痛、跳痛、纯痛、刺痛、寒痛、热痛、脓胀痛、血瘀痛、风痛、气痛、灼痛和过敏性脱痛等。

3. 疼痛与预后的关系

（1）局部先肿后痛的，则提示其病势较浅，容易治愈。

（2）局部先痛后肿的，则提示病势深，治疗较为困难。

（3）肿与疼痛同时逐渐增加的，提示其内部已成脓，较难消散。必须施行手术切开排脓后用祛腐拔脓生肌剂。

（4）如肿势较软、有疼痛感觉的，则提示其证较轻；如不知疼痛，则其证较重。

(5) 隐隐作痛、病深、病程较长的,提示预后较慢、较差。

(6) 只酸不痛的,提示其症定是根深蒂固,症状亦较严重。

五、辨脓

1. 原因

脓系腐肉与正气相结所化而成。

2. 种类

脓有稠脓、黄脓、稀脓、白脓、稀黄水、败浆水等。

3. 脓与预后的关系

(1) 脓色明净的,病轻,提示正气充沛,容易治愈。

(2) 脓色浊而稠厚,色鲜明的,病深,提示其正气尚有余;脓色黄莹洁的其预后也好。

(3) 脓色青绿稀薄的,是正气较弱之征象。

(4) 脓兼有瘀血、色紫成块的,乃血瘀不能化脓,症状较重。

(5) 脓兼有鲜血的,乃腐损血络,提示急性证候及重证。

(6) 脓血不分,脓质不稠,色汁不纯的多是恶症,是正气已衰之征象。

(7) 脓汁成粉浆状,提示正气已衰,此为不良之兆。

(8) 脓汁成紫黑晦滞、烂糜的为正气衰竭之征象,此为死证之兆。

六、辨痒

1. 原因

痒由风燥与湿热所致,只痒不出黄水者属风热,而兼出水者属湿热。

2. 症状

1）皮肤疾患一般都有痒的症状,如疥癣、游风湿、臁疮、黄水疮、阴部瘙痒、肛门瘙痒等。

2）一般的疡证是没有痒的症状的,但是在下列情况下则有痒的症状：

（1）疔毒肿大很剧烈时有作痒的症状,这是将要走黄的征象。

（2）脑疽、背疽的发痒,其证也是和疔毒一样,是发展的征象。

（3）疮疡到后期收口的时候发痒是生肌收口、气血流通的表现,是预后良好的征象。

第二章　中医外科内服药应用

一、概述

中医外科使用内服药之原则，一般说来与中医内科相仿。唯中医外科在用药时既要考虑到全身情况，同时还要考虑外症之局部表现，这是与中医内科略有不同的地方。由于这个缘故，所以中医外科用药时，除了根据中医内科辨证施治的八纲八法以外，还要着重酌量"气血"二字。一般认为外症多数是由于"营气不从，逆于肉里"所致，故较常用行气活血破瘀之剂。因此，中医外科内服药方面，主要分两点进行讨论：①汗、吐、下、和、温、清、补、消法在外科具体应用情况；②行气活血破瘀之剂在外科中的应用。

二、八法在中医外科中的具体应用

（一）汗法

在外证初起 3～5 日内，兼有表证者常用汗法，如乳痈初起，往往有发热恶寒症状，重者用荆防，轻者用苏藿梗。又如小儿暑天热毒、疮疖、满身燉热无汗者,则可加用鸡苏散,往往能达收发汗退热之效。在局部表现方面可用祛风疏表药,如外症初起局部水肿,燉红热甚者,为在表有风。又如赤游风之红块移动者,此亦视为有风,应用祛风药。总的来说,汗法在外科中的应用是用疏表之法来达到疮证内消,所谓"汗之则疮已","宣通发表散邪气使疮内消也","疏导腠理,通调血脉,使无凝滞也"。但对为时较久之疮疡则不可发汗。

(二) 吐法

此法现在内科、外科均少应用。

(三) 下法

"若其脉见滑实洪数而燉痛,其烦热痞积,内外俱壅,此为大实之证。其毒在脏腑非用硝黄猛峻等药逐之则毒终不解,故不得不下。""大凡治疗疮疽之要法,初觉热毒发热郁结而作疮数症,宜荡涤邪气,疏通脏腑令内消也。""肿硬痛深脉沉者邪在内也宜下之。""大便秘燥,通利相宜。"总结以上前人在外科采用下法时有下列 3 种情况:①火毒盛的:如疗毒有走黄现象时,或疗毒初起热盛者,均可以使用之。②用于肿块硬痛而深者,此乃瘀血所致,所以下法作为逐瘀内消之用,如山甲峒丸之用于流注,大黄牡丹皮汤之用于肠痈等。③一般外证无表证而便实者,可以加用些润肠药或泻下药以通利大便。如乳痈之不恶寒而壮热者,可加用瓜蒌仁、天花粉等。又如防风通圣散之用于热盛而便实之外证。

(四) 和法

在内科遇半表半里证时,用小柴胡汤和之。在外科虽然很少能有机会用于寒热往来的半表半里之证,但作为和肝气或引经药用(如在耳后、腋下、胁肋部之外证有时可加用柴胡)小柴胡汤或逍遥散等和剂也很常用。

（五）温法

"寒邪所袭筋挛疼痛或遍身痛宜温经络养气血。""外无热肿,内则便利调和者,邪在经络也当调营卫","气虚不能逐毒者温补兼托,阴分凝泣之滞,自能凝解"。总之,在外科用温法有两种意义:①温经散寒:适用于寒湿凝滞经络及外无焮红热痛之阴证(如流痰之用阳和汤)。②温补托毒:用于外症日久消耗气血,出现虚象者,如缩脚流注,日久阳虚时,用鹿角霜或附片之助阳化湿,又如发背、搭手之坚而难溃的时候,吃鸡汁及服用补托之剂以补虚托毒,或溃而不敛者,加用党参、黄芪等。

（六）清法

鉴于"热者寒之"之原则,加上外科多属"火毒之症",故在外科清法最为常用,一般在外证起后五七日表证已去,即可用清法:在疗或无表证之痈疽,则初起亦可用清法;直至出脓以后若余毒未清,此时还是可以用清热解毒的药物。当然,任何时候发现了火毒炽盛的证候时,更宜应用清法,如病势不断进展,出现高热神烦或局部红肿剧痛肿势扩散无脓等情况,即在走黄或内陷之前期,宜多用凉药清火。清法常用的药物,一般在发热不高时,可以用银花、连翘、丹皮解毒清热,湿火重者用苦寒之药,如黄连、黄柏、知母等。至热极神昏谵语者,须用犀角、生地、两黄等凉药清火。

（七）补法

补法在外科中比清法要用得少些。一般外证若能及早作适当处理，就不至于使人亏损，也就可以免用或少用补法，但如果本来体弱之人或久病耗损气血之时，则亦可用补法。补法中又有清补、平补、温补之分。清补多用于阴虚之证，常用之药如元参、何首乌、熟地、龟版、茱萸肉等；温补多用于阳虚之证，如鹿角霜、附片、胡芦巴等较为常用；平补多用于一般以气血亏损或衰弱体虚之人，党参、黄芪、当归、白芍等药为常用。

（八）消法

消法包括消散和消导两个意义。消导之剂如神曲、山楂、木香、青皮等消食理气之剂具有运化的性质。消食在外科用得较少，理气在后面还要提到。现在先谈谈消散，消散具有克伐的性质，常用来消散痰核结块等。常用药物山慈姑、海藻、昆布、三棱、莪术、半夏、土贝等软坚、破瘀、化痰之剂均属之，其次如斑茅、全蝎、蜈蚣等药在外科称之为以毒攻毒、解毒攻坚之药，可谓消散之又一类型。最后附带说明消散之法在外科往往理解成凡一切能够消散外疡的均称之为消法，这个广义的消法当然把汗法、下法、和法之部分亦包括进去了。因此，外科的内服药方面变成只有消、透、托3个方法了，此消法即指广义的消。透法：在消不散时就用透脓之法使之出脓，此法当今已被开刀所代替，但溃破前后还是可加用些角刺、甲片等透脓之剂。托法：即溃后之补托，此在温、补法中已经提到。由此可知应用各种治疗原则，都是基于辨证施治的原则。

第三章　中医外科外用药探讨

一、外用药的分类

（一）按作用分类

中医外用药中以消散、去腐、生肌三大类药物最为重要（当然其他还有润肌杀虫清凉等，但因多数属于皮肤病用药，故在以后谈到皮肤病时再予介绍）。

（二）按剂形分类

中医外用药剂形有膏药、粉剂、油膏、糊剂之分。下面依次来谈谈各类药物的作用及应用。

二、消散药的种类及其作用

（一）辨寒热用药

周文平曰："疮有缓急，毒有冷热，则用药亦有寒热之异。如焮肿甚者当用寒性药敷之。肉包不变而肿势深暗者当用温性药散之。如不热不凉者是用冲和膏敷之。"此话说明了外科的外用药还是要辨别寒热用药的。不过在临床应用时除了遵循此原则之外,还要注意三点:

（1）"大凡气血得热则散得冷则敛不可不知。"故在热证、阳证之时虽然一般采用清凉解毒之剂,如大黄、青黛、天花粉、山慈姑、川柏等物以寒胜热,但为避免寒凉过多反致凝结瘀血不退,由阳证而转为阴证,故于凉药中还应加上少量温通之药,如金黄散中之白芷、南星等。

（2）一般用于漫肿不红之温药中,如白芷、干姜、肉桂、川乌、草乌等药,除有温通气血以止痛散结之功用外,尚有发赤发泡作用,故应用之时应注意勿过量及在皮肤已有破损时,不能应用。

（3）消散敷贴药之中,除了凉药与温药之外尚有他类药物也起着甚为重要的作用。如芳香药类在外用药中占重要地位,"香物能窜",香窜之剂善走能散可以活血行气破瘀消肿,如伍氏曰:"气血闻香则行,闻臭则逆,大抵疮疡多因营气不从,逆于肉理凝聚为脓,得香味则气血流行。"芳香药中有麝香、冰片、木香、丁香等,其中以麝香疗效最高,故为外科要药,芳窜药中虽多数均为辛温,但疮疔初起时均可用此消散而有效,如雄麝散之用于面部风火之症,即表示香窜药性虽辛温而仍可用于阳证。咸味药,"咸能软坚",如硇砂散之中硇砂、雄黄牡蛎散中之牡蛎均有行瘀软坚消肿之功。

总结以上所述,消散药中可分为香窜、软坚、温通及清凉四大类。由于疮疽均为营卫不足、气血凝结、经络阻隔引起,故用药以行气活血破瘀消肿之香窜药及温通药为主要;又由于临床之症状有寒、热、不寒不热或寒热互见之不同表现,故应该同时考虑其所需温寒热之轻重,以掌握温药与凉药之比例。

(二)消散药的临床应用

(1)主要适用于化脓性疾患之早期,不论肿块之大小只要尚无波动、尚未成脓现象且没有穿头者均可用消散膏药,贴了以后肿块减轻缩小,最后消失,且在贴膏药后多数患者的疮口疼痛均见减轻,或只觉贴膏药处有些发痒的感觉,这些作用现代一般的解释认为消散药对皮肤具有刺激性:先引起感觉神经末梢的兴奋,然后通过脊髓反射而传出冲动促进局部的血管扩张、循环增进,局部疼痛或炎症得以减轻。药物在局部感觉神经末梢引起兴奋以后引起一系列的神经反射,最后影响深部炎症的冲动都进入神经中枢,药物对皮肤的刺激,可能占据或阻抑深部组织或内肿炎症的冲动,使后者不再显现或使炎症冲动引起保护抑制,因此使深部组织或皮肤的炎症的痛觉消失,炎症消散。以上的解释与古人的认识基本上有符合之点。古人虽未说出神经反应机制,但古人也知道消散药有改善局部循环之功能,"使气血交行"。另外,古人的"通则不痛"的说法也可以解释消散药贴敷以后的减轻疼痛作用的机制。

(2)其次对某些非化脓性疾患,如奶痰或一般较少化脓之疾患,如亚急性淋巴腺炎、淋巴管炎、丹毒及无名肿毒等亦常可应用,敷贴之药对消散红肿或缩小硬块减轻疼痛等,确有相当疗效。

三、去腐生肌药的作用与应用

常用的提脓祛腐之药,有黄升、红升,其次是轻粉、广丹。生肌方主要是用石膏,其有收湿生肌之作用。由于人体之病理变化往往是去腐与生新同时进行,即在去腐作用的同时,组织就同时在进行生新作用,为此将去腐药与生肌药放在一起讨论。一般在疮口初溃,可用提脓祛腐之剂,至脓尽之时即可用生肌散。在脓逐渐减少而尚有未尽之时,则可以减少去腐药用量,并逐渐掺入生肌之药。一方面,它可减轻祛腐药对新生肉芽的刺激;另一方面,掺入生肌药在帮助去腐之同时进行生新。故在溃后疮口处理上,虽然有很多种药方:如五虎丹、五五丹、九一丹、生肌散、桃花散、八宝丹等,而事实上只是祛腐生肌两种药之不同比例的组成而已。

四、中医外用药之剂型

中医外科在很古时代外用药物的剂型,已经能按照病变不同选择各种不同的剂型。其某些剂型已接近现代医药常用的一些剂型。如糊剂、油膏、粉剂等。而某些剂型在国际上是至今未有的,如膏药的外敷,此是中医学中的独创之法。当然由于时代的限制,对皮肤的病理生理方面的知识还不够,因此某些给药方法的原则,还掌握不够。但这些缺点,也已经随着时代的进步,经中医界的努力逐渐被克服。而其很多优点,在今后必然将更被发扬广大。

（一）中医外科外用药

现对现有剂型作些一般介绍:在粉剂方面如黄柏粉、滑石粉等;用粉剂与油类适当配合,粉的成分在 20%～30% 时,称之为糊剂,如黄柏粉、金黄散粉,令患者带回家用麻油调敷,此即属糊剂之用法。若粉剂在油膏中所占成分不足 10%～20% 者,即称为油膏。生药捣烂湿敷为中医特有之疗法,常用药物有新鲜芙蓉叶、马齿苋等。膏药为中医特殊剂型之又一种,是由麻油与东丹在高热下混和配合而成,称为膏药肉。药肉中又可加入其他药品或单单以药肉摊在油纸或布上至临床应用时加上其他药品粉末。因此,药肉只能算是一种基质,在加入其他药物以后,才是用于临床之各种膏药。

(二)膏药、粉剂、油膏及糊剂之作用

1. 膏药

膏药有固定药物,有浸软皮肤使药肉中之药物易于透入而发挥应有之作用;又因其对皮肤刺激作用,可使局部疼痛减轻,局部炎症改善等。厚的膏药中医名之为发散膏药,常用于深部炎症之消散。常须加热以后敷贴。因此,其除了上述作用以外,还多了一个热敷作用。一般薄的膏药,常作为固定药物的一种敷料而用。现今可以被纱布及胶布所替代。另有夏天小儿暑疖,所用之红膏药,亦属消散膏药之一种(但要摊得很薄)。

2. 粉剂

粉剂一般用于轻度湿润无大量渗液时。用粉剂可增加接触面吸收少量水分,减少机械刺激使皱折部皮肤干燥凉爽,并以此保护皮肤,一般常用粉剂有夏日之痱子粉、薄荷粉等。

3. 油膏

油膏的作用,可使结痂皮肤及鳞屑软化脱落,使皮肤润滑,缓和摩擦与刺激。对糜烂、皲裂肉芽创面,能保护损伤,促进表皮形成,并可限制水分蒸发防止干燥。中医外科常用油膏为麻油与蜂腊混合而成为腊膏。

4. 糊剂

此剂型优点为应用之范围最广,自亚急性至慢性的皮损,均可应用。

除有油膏的作用外,由于其含有粉剂,尚可吸收少量水分。对汗腺的分泌不受影响,作用亦较油膏温和。不论在中西医外科临床均最常使用。如黄柏膏、湿毒丹(油调)、金黄膏等均属之。

5. 生药

新鲜的药捣烂湿敷,可使皮肤浸软,药物中有效成分透入皮肤,达到杀菌消炎作用,在炎性渗出物时期使用尚有吸收作用,但因湿敷之生药,往往于将干时即刻换去,故而并没有像粉剂吸收了渗液后那种干痛结块等情况。

第四章　中医外科治疗方法

一、针灸法

针灸是外治法的一种,适应范围广泛,针灸与其他各科相互密切配合,能加速与提高临床的疗效。唐代孙思邈说:"若针而不灸,灸而不针,皆非良医也;针灸而不药,药而不针灸,尤非良医也。"俗语说"一针二灸三服药",由此可知针灸术在医疗上占有重要地位。这里仅对针灸在外科中的应用做些扼要的介绍。如欲知详细情况可参阅针灸书籍。

（一）针灸前的准备

（1）尽量让患者取卧位,然后施行针灸。

（2）应对患者施针部位皮肤消毒。

（3）以 28 号及 30 号粗的针为适宜,应沸水消毒 15～30 分钟。

（4）当施针时应先用干酒精棉球在针上擦拭,可及时发现针身有否弯曲或损折,以及针尖有否钩钝,如发现有之应即调换。

（二）操作法

（1）以右手的拇食中指三指持针柄,以左手作按压穴位所用,为防止压手的手指污染针身,用舒张按压手法为最合外科消毒隔离要求,即以左手之拇食二指向穴位之两侧撑开,使皮肤绷紧将针刺入。

(2) 肌肉丰厚部位则垂直进针,皮肉薄的部位则宜横针进针(如头面部);胸肋部位宜斜针进针。

(三) 取穴方法

以患者自身的骨骼或关节作标志而取穴。例如,取前臂的孔最穴,在腕关节桡侧横纹直上的 7 寸(前臂自腕关节横纹至肘关节横纹为 12 寸)。

四肢穴位都可采取折算法来取穴。头部的百会穴位取两耳尖直上。胸肋部以肋间隙为取穴标志,如取至阳在第 7 胸椎下,而第 7 胸椎平肩胛骨下角。如取命门或腰阳关,平髂骨上棘是第 4 腰椎,上二椎为命门;第 4 腰椎下方为腰阳关。

(四) 补泻法

1. 针补法

针尖略顺随经络循行方向进行,宜慢旋捻,角度要小,刺激要轻,一般不留针。如要留针,时间一般不超过 10 分钟。出针要快,急扪针孔。

2. 针泻法

针尖略迎逆经络循行方向进针,进针宜快,旋捻角度要大,刺激要重,留针时间一般在 10 分钟以上。

3. 灸补法

艾壮要松要小,如米粒大小,不吹火即刺激轻。

4. 泻法

艾壮要紧要大,如黄豆或枣核大,要吹火即刺激重。

（五）常用的针灸种类

1. 针类

（1）冷针:即针柄上不烧艾柱,适用于阳证、热证。

（2）温针:即在针柄上烧艾炷,适用于阴证、寒证。

2. 灸类

（1）直接灸:先用凡士林少许涂于穴位上,将艾炷直接放在穴位上烧之,称为瘢痕灸(如若体虚而施补法者在灸炷烧去 2/3 时将艾炷柱除去,如此灸数壮,目的是使皮肤红润为止,不要使皮肤起泡),灸毕后敷玉红膏。

（2）隔姜灸:先用 2 分硬币厚姜片放在穴位上,再将艾炷放在姜片上,使热透入肌肤、称为无瘢痕灸(如寒性瘘管可用附子饼代替姜片)。

（六）水针

水针又称为"药针"疗法。运用经络学说,在针灸穴位中注入药水。穴位注入药水后,药水从穴位通过经络而发挥作用。其疗效初步看来比非穴位注射疗效高,并且用药量小、患者痛苦少、操作简单。

1. 操作方法

用注射器配 18 号针头一付,吸取所用药水刺入已经消毒的穴位内,按照穴位的深度注入药水,药水注入完毕后拔出注射器即可。

2. 药液水的应用量

(1) 药液的用量一般是非穴位注射肌肉(肌肉注射)量的 1/10～1/2。例如,青霉素非穴位注入 1 日量为 40 万单位,穴位注射一日量仅为 4 万单位,分配几个穴位注射入即可(青霉素注射前,应做皮试)。

(2) 每一个穴位注入 0.5～1 毫升为最适宜,但水针手术麻醉时每穴可注入 2 毫升以上。

3. 应用范围

(1) 消炎:以抗生素为基础加适量的生理盐水。

(2) 止痛:以哌替啶(度冷丁)为基础加适量 1％普鲁卡因。

(3) 镇静:以哌替啶或巴比妥为基础加适量 1％普鲁卡因。

(4) 麻醉:以 2％普鲁卡因为基础加少量哌替啶。

(5) 补益:以维生素为基础。

4. 临床应用介绍

(1) 喉蛾(急性扁桃体炎)

取穴:合谷。

方法:用青霉素 10 万单位加 1％普鲁卡因稀释成 4 毫升,每穴注入 1 毫升,每日 1 次。

(2) 外感痰喘(肺炎)

取穴:肺俞、孔最。

方法:用链霉素 0.5 克或青霉素 20 万单位稀释成 4 毫升,每穴注入 1 毫升。小儿注入量减半。

(3) 消化不良(慢性肠胃炎)

取穴:中脘、天枢、足三里。

方法:用复方维生素 B 加 1% 普鲁卡因 3 毫升,每穴注入 1 毫升。

(4) 妇女少腹隐痛(盆腔炎)

取穴:三阴交、次髎、归来。

方法:用 1% 普鲁卡因注于穴位内,每穴注入 1 毫升。

5. 胸腔手术后疼痛

(1) 取穴:内关。

(2) 方法:用哌替啶 0.2 毫升加 1% 普鲁卡因 0.8 毫升,每穴注入 0.5 毫升。

6. 腹腔手术后疼痛

(1) 取穴:足三里。

(2) 方法:用哌替啶 0.2 毫升加 1% 普鲁卡因 0.8 毫升,每穴注入 0.5 毫升。

7. 手术后失眠

(1) 取穴:内关、三阴交。

(2) 方法:用 0.5% 普鲁卡因 4 毫升(其他安眠药亦可),每穴注入1 毫升。

8. 手术后头痛

(1) 取穴:合谷。

(2) 方法:用哌替啶 0.2 毫升加 1% 普鲁卡因 0.8 毫升,每穴注入 0.5 毫升。

9. 手术后尿闭

(1) 取穴:三阴交。

(2) 方法:用呋塞米(速尿)0.2 毫升,每穴注入 0.1 毫升。

10. 肠痈(急性阑尾炎)

(1) 取穴:足三里、阑尾穴。

(2) 方法:用95%乙醇1毫升加1%普鲁卡因1毫升,每穴注入0.5毫升。

11. 右胁痛(胆囊炎)

(1) 取穴:足三里、阳陵泉。

(2) 方法。用95%乙醇1毫升加1%普鲁卡因1毫升,每穴注入0.5毫升。

12. 胰腺炎

(1) 取穴:足三里、阳陵泉。

(2) 方法:用95%乙醇2毫升加1%普鲁卡因2毫升,每穴注入1毫升。

13. 麻痹性肠梗阻

(1) 取穴:足三里、气海、天枢。

(2) 方法:用蒸馏水5毫升,每穴注入1毫升。

14. 贵疝(睾丸炎及附睾炎)

(1) 取穴:大冲、三阴交、归来。

(2) 方法:用青霉素4万单位加普鲁卡因3毫升,每穴注入0.5毫升。

15. 恶心、呕吐

(1) 取穴:内关、足三里。

(2) 方法:用1%普鲁卡因2毫升,每穴注入0.5毫升。

16. 鼻中隔手术麻醉

(1) 取穴:合谷、迎香。

(2) 方法:用1‰普鲁卡因2毫升,每穴注入1毫升。

17. 甲状腺手术麻醉

(1) 取穴:合谷、足三里、天突。

(2) 方法:用2‰普鲁卡因4.8毫升加哌替啶(度冷丁)0.2毫升,每穴注入1毫升。

18. 疝气手术麻醉

(1) 取穴:合谷、大冲、关元。

(2) 方法:先给患者注射哌替啶(度冷丁)2毫升,再用2‰普鲁卡因16毫升,每穴注入2毫升。

19. 膀胱镜检查麻醉

(1) 取穴:合谷、太冲、阴陵泉。

(2) 方法:用2‰普鲁卡因6毫升,每穴注入1毫升。

20. 气管镜麻醉

(1) 取穴:内关、孔最。

(2) 方法:用2‰普鲁卡因4毫升,每穴注入1毫升。

二、火针法

(一) 方法

用针1枚,将竹筷一头劈开,将针插入其中,露出针头5分,用线扎紧,用时放在酒精灯上烧红刺入患处,随手拔出或血或脓任其自行流出。用此法时,不可刺入过深,过深恐伤其筋,过浅又恐不克病,因此针刺深浅要适度。

（二）适应证

凡用消散药不得内消者,如瘰疬、横痃等症均可用火针法治疗。

三、吸血法

（一）方法

用三棱针或铍针(亦可用 12 号注射针头)根据患病面积大小,点刺或多或少,任其出血。

（二）适应证

1. 红丝疔

红丝疔生于手腕内侧面,有红丝渐渐行至关节势将疔毒攻心,先以线扎住红丝之处,次将三棱针在红丝上砭刺去恶血,再用药涂敷之。

2. 丹毒

用三棱针向红肿处密刺出血。

3. 重舌、木舌、喉风、喉蛾

用三棱针向患处点刺出血。

四、火罐法

火罐治疗法在我国很早即有使用,但过去仅用于外科痈肿吸脓之用,以后随着经验的积累,此法亦扩大了治疗范围,目前已用于内、外、伤、针灸科等。

（一）拔罐的方法

1. 投火法

用长条状白纸燃烧后即速投入火罐内,按在应拔的部位即成。

2. 抵架法

用纸一张,裹硬币一枚,将纸的四角折转向上 2 寸,如小孩玩的毽子式样,置于选定部位,纸角燃烧后将火罐罩上即可。

3. 闷火法

用镊子挟着燃烧的酒精棉球（或纸条）迅速在罐内侧闪一下,立即将挟着燃烧的酒精棉球的镊子迅速从火罐内抽出,把火罐迅速按压在应拔的部位上。

4. 蒸汽法

用水壶将水烧沸,热的水蒸气从水壶口喷出;火罐罩在水壶口上,立即离去,按于应拔罐的部位上可以吸住。

（二）拔罐时间

一般用时 10 分钟左右,皮肉厚处可适当延长,皮肤肌肉薄处用时短些。肌肉不平处,可先贴面饼一块,然后再拔。

（三）起罐

用一只手指按于火罐口的皮肤上,让空气进入,火罐即落下。拔火罐处若有皮肤拔破,可用玉红膏或甲紫(龙胆紫)涂擦。

（四）适应证

火罐有止痛、祛寒、消散之作用,应用范围较广。

1. 内科

（1）头痛:取太阳、阳白、风池穴。

（2）咳嗽:取肺俞、身柱、心俞穴。

（3）感冒:取大椎、风门穴。

（4）腰痛:取肾俞穴。

（5）肩、膝关节炎:可吸在局部。

（6）胃痛:取中脘、足三里穴。

（7）腹痛:取天枢、足三里穴。

（8）气喘:取风门、肺俞、膏肓、肾俞、关元、中府、膻中、足三里穴。

（9）胁痛可吸在局部。

（10）腿痛可吸在局部。

（11）肾脏病:取肾俞、大肠俞、三阴交穴。

（12）落枕:吸在患侧颈部。

（13）肝阳上亢:取肝俞、肾俞穴。

（14）背部寒冷:吸在背心处。

2. 外科

(1) 深部脓肿：先用三棱针刺三五下再拔火罐。

(2) 痛疖初起：先用三棱针刺几下再拔火罐。

(3) 痈已成脓：吸去脓液，末破可先切开后拔火罐。

(4) 阑尾炎：在局部压痛处吸住后将火罐摇动。

(5) 胆囊炎：在胆囊部吸住后再轻轻摇动几分钟。

(6) 丹毒：先于红肿处用三棱针刺出血再拔火罐。

(7) 哺乳期急性乳腺炎：初起者在乳头上拔火罐。

(8) 伤科：凡属扭伤疼痛者可拔火罐。

(9) 针灸科：凡针后皆可吸拔，但针刺后不宜吸拔，因针刺后皮肤已破损，再拔可更损伤皮肤。

（五）禁忌证

(1) 局部有皮肤病，或全身枯瘦，肌肉失去弹性者。

(2) 有全身剧烈抽搐症状者。

(3) 血管多处、心搏动处、眼鼻口耳处。

(4) 妊娠腹部、下肢部、腰部。

五、腐蚀法

腐蚀法是指用腐蚀性的药物，使局部组织发生坏死或脱落，用来替代刀割的一种疗法。如元代齐德之《外科精义》云："盖疮疽痈溃烂之前，头尚未破疮口末开或毒气未出，疼痛难忍着可以用腐蚀法，使毒外泄而不内攻，恶肉易去，好肉易生也。"然而应该注意用腐蚀药勿将好肉腐去。

（一）适用范围

（1）疮疽痈脓已成而未溃者，又畏惧开刀者，用蚀腐药贴于疮顶，使局部组织坏死而脓出。

（2）结核生于皮里肉外而可活动者，消之不散，托之不脓，如瘰疬，用腐蚀药贴于结核病灶上，将核腐去。

（3）疮口新生的肉芽突出如胬肉可用腐蚀药替代剪除。

（4）瘘管不愈而又不适挂线者如瘰疬瘘管、脚底瘘管，用腐蚀药使管道蚀去，然后用生肌收口药。

（5）息肉、痔核、粉瘤，点涂可使腐去。

（二）非适用范围

（1）结核坚硬根脚散浸而附筋骨者如癌肿。

（2）血管瘤周围超过 3 分者。

（3）大血管区。

（4）眼区。

（5）对腐蚀药有过敏反应者，如出现头晕、恶心、耳聋、发疹、尿少等症状。

六、洗涤法

用药物煎汤洗涤于患处，使疮疖消散，从内达外，由深而浅，大缩为小，红肿蔓延，洗之则收，紫黯黑洗之则红，用于溃后能止痛去腐清洁疮口，疥癞风癣瘙痒不堪之证，洗之祛风除湿、杀虫止痒，凡阴证或冬日洗药必须温热,阳证或夏日则洗药尚可用冷洗。

在洗涤时尚须注意下列几点:

(1) 勿用口吹。

(2) 勿以手接触疮口。

(3) 洗时避风。

(4) 不许他人进入病房。

(5) 医者或患者勿饥饿时洗疮。

七、挂线法

挂线疗法是中医治疗瘘管(以不通胸腔、腹腔为限)的一种治疗方法。挂线疗法最大的优点是:①手术简单易行;②手术过程出血极少;③手术没有什么禁忌证,无论结核性的或是化脓性的瘘管都可以应用挂线法来治疗;④施用挂线疗法没有并发症及后遗症;⑤一般不需要住院。

(一) 手术前的器械准备

手术前器械准备包括:①银丝数根;②探针;③挂线;④血管钳一把;⑤尖头镊一把;⑥剪刀一把;⑦消毒剂(75%乙醇);⑧消毒纱布数块;⑨挂子一个;⑩橡皮筋一根。

(二) 操作方法

(1) 患者可以侧卧于手术台上暴露瘘管。

(2) 局部消毒后给予局部麻醉,再用探针探明瘘管窦道行径。

(3) 探至瘘管底用刀尖刺开一个新口,如根部已有口则不必开新口。

（4）同时将橡皮筋扎在探针的体外一端,探针从新口穿出,将橡皮筋两头打死结。

（5）在橡皮筋打结前先用刀在瘘管口与新开口中间的表皮上直线划破皮层即可,如直肠肛门瘘管则不必划破皮层。

（三）手术后的处理

（1）手术后敷玉红膏。

（2）一般 7 日可挂开,挂开后掺九一丹、敷玉红膏,5 日后再掺桃花散、青凉散（各等分和匀）,外敷玉红膏直至收口。

（3）疼痛者可加服止痛药片。

八、开刀法

中医的开刀主要以排出脓液为目的。开刀之前首先要辨脓之生熟深浅,若脓浅刀深则会伤及好肉,脓深刀浅则脓毒不出,所以开刀时要全神贯注,胆大心细,才能得心应手。

（一）探脓

1. 指触探脓法

用大拇指的指面在脓疡面的中心高头处按压,按压指力由轻而重,拇指面如蚕之匍行,由中及边,再由边及中,如此反复触诊,指面按压时觉有凹陷如罅隙,且有波动状者,此为脓道又称脓路,乃开刀之出脓处,如若色白的阴疽软如棉团,指面探到有一点像豆大小而很硬的一粒东西,此即脓迹,是开刀出脓之处。疮形浅应轻按压,疮形深应重按压。此项指触探脓法须多多临床实习,积累触觉经验,方得指下了然。

2. 探脓触诊法

用两手分别按于脓疡左右,右向左轻轻推压,左向右轻轻推压,彼此地互相推压,皮下呈波动感觉,同时局部热度增高,此为有脓之征象。

3. 针刺探脓法

对深部脓疡肿胀不明显,波动难以探得时,或不能作出肯定判断时,可用1号注射针头装在注射器上,先用指触探脓法,探至似有脓路之处,先用2‰普鲁卡因1毫升对其进行局部麻醉,然后将针头刺入适当深度抽吸,视抽出的液体性质而作出有脓与否的判断。

(二)开刀方法及注意事项

(1)切口应该足够宽大,使脓引流畅通,但不要切至周围硬结组织以外,以防止大量组织坏死。

(2)切口尽量直切则愈合较易。

(3)切口应选择位置较低处,使脓液容易流出排出,若切口在高处,容易引起脓水蓄积现象,出脓不畅形成袋脓,易成瘘管。

(4)在皮肉薄处刀头略向上刺切,以免伤骨,如额部眼区。

(5)对深部脓疡开发刀头也应略向上刺切,以免深入内腔。

(6)口唇周围疮疡,应先用左手指塞入患者口内,相当于疮疡的后壁,然后开刀。

(7)开刀时应避免误伤重要的神经或血管。

(8)浅在性脓肿直刺时切开容易愈合,深部脓肿切口应大,以利于脓液排出,否则厚脓、脓栓及坏死组织的脓液不易排出,延迟治愈期,甚至会重新发生肿痛,其旁处再起溃口。

第五章　中医外科常用药物

一、消散类

消散类是指用于痈疽未成时或溃后作为收缩四周根盘所用的皮肤敷贴用药。

（一）红肿焮热阳证

1. 铁箍散（膏）（秦氏家传方）

（1）适应证：凡阳证疮疖未成或已溃，四周根脚弥漫者用之消炎退肿。

（2）处方：

芙蓉叶 30 克　　　　紫花地丁 30 克　　　月　黄 12 克

冰　片 5 克

（3）制法：先将芙蓉叶、紫花地丁、月黄研细末后再加入冰片研和，即成粉剂。如要做成膏型，用铁箍散 50 克与凡士林 100 克调匀即成铁箍膏。

（4）用法：粉剂可用蜂蜜调敷，或用铁箍散膏敷贴，每日换药 1～2 次。

2. 八浆丹(秦氏家传方)

(1) 适应证:用治痈疽根脚散漫或用于治疗疔疮。

(2) 处方:

五倍子 50 克	蜈 蚣 7 条	蝉 衣 7 只
全 蝎 7 只	地 龙 7 条	腰 黄 12 克
梅 片 3 克	麝 香 0.9 克	

(3) 制法:梅片、麝香二味药另研,其余六味药共研细末,然后再和匀即成。

(4) 用法:用蜜或开水调散。

3. 火烫油(秦氏家传方)

(1) 适应证:水火烫伤、红肿、疼痛发泡。

(2) 处方:

| 大 黄 125 克 | 地 榆 125 克 | 麻 油 500 克 |

(3) 制法:上药放入麻油内浸一夜,共倒入锅内熬至药枯黑为度,滤渣用油。

(4) 用法:用毛笔蘸油涂于患处,每日 3 次。

4. 一笔消(秦氏家传方)

(1) 适应证:红肿硬块不散,溃后根盘坚硬。

(2) 处方:

| 月 黄 30 克 | 银 朱 3 克 |

(3) 制法:共研极细末,注意研药时工作人员应戴口罩,以防发生药物中毒。

(4) 用法:作为外敷用冷水调用,也可作为疮口内掺之,每日换药

1～2 次。

5. 拔疗干槌膏（秦氏家传方）

（1）适应证：疗疮、热疖,有消散去腐解毒作用。

（2）处方：

嫩松香 100 克　　　蓖麻子肉 250 克　　　银　朱 50 克

东　丹 50 克　　　轻　粉 25 克

（3）制法：将以上药物共槌 3 000 次,以不见白星为度即成膏状。

（4）用法：摊于纸上,疗疮、热疖末溃者,加拔疗散、八将丹掺于药膏上贴敷之。

如疗疮热疖已溃者,加九一丹、拔疗散于膏药上贴敷之。

6. 木鳖子散（秦氏家传方）

（1）适应证：痔未成瘘管者,有止痛消炎作用。

（2）处方：

木鳖子 25 克　　　五倍子 25 克　　　熊　胆 1.5 克

梅　片 1.5 克

（3）制法：晒干共研细粉。

（4）用法：用蜜调和厚糊上,涂于肛门内外,每日 2～3 次。

（二）色白不红阴证

1. 阴发散（秦氏家传方）

（1）适应证：一切白色蔓肿坚硬阴证、横痃、瘰疬、跌打损伤,凡于灭溃之阴疽都可用之。

（2）处方：

生川草乌^(各) 15 克	生南星 15 克	生半夏 15 克
炙甲片 15 克	白 芷 15 克	甘 松 15 克
白芥子 15 克	硫 黄 5 克	火 硝 10 克
延胡索 15 克	细 辛 5 克	牙 皂 10 克
樟 脑 10 克	肉 桂 10 克	丁 香 10 克
白附子 10 克	三 棱 15 克	莪 术 15 克
蜣螂虫 15 克		

共研极细末加麝香 1.5 克、冰片 5 克,再一共研匀,装于瓶内勿泄气。

(3) 用法:①凡坚硬阴证用醋蜜调敷。②凡跌打损伤用高粱白酒 1/3 及蜂蜜 2/3 调药末,敷于患处。③一切色白阴证都用蜜或凡士林调敷。

2. 四麻散

(1) 适应证:半阴半阳的痈疽及跌打损伤而无红色者。

(2) 处方:

| 生川草乌^(各) 50 克 | 生南星 50 克 | 猪牙皂 50 克 |
| 细 辛 50 克 | | |

(3) 制法:晒干研细末。

(4) 用法:①半阴半阳的痈疽用蜜或凡士林调散。②跌打损伤用高粱白酒 1/3 及蜂蜜 2/3 调散。

3. 加味消核膏

(1) 适应证:一切坚硬结核瘰疬、乳疽等。

(2) 处方:

| 乳 香 40 克 | 没 药 40 克 | 轻 粉 30 克 |
| 血竭花 18 克 | 甘 草 10 克 | 芙蓉叶 30 克 |

五倍子 30 克	三　七 20 克	广　丹 30 克
樟　脑 40 克	朱　砂 10 克	红　花 15 克
香　油 750 克	雄　黄 15 克	甘　遂 50 克
大　戟 50 克	白芥子 20 克	藤　黄 15 克
南　星 40 克	半　夏 40 克	僵　蚕 40 克
朴　硝 40 克		

（3）制法：①先将乳香、没药、三七、血竭花、朱砂、雄黄、藤黄、朴硝、樟脑、广丹研成粉末。②将香油熬开 5 分钟作为药油。③将广丹放入药油内熬剂滴水成"珠"，离火稍冷，加入上①药粉调匀。

（4）用法：摊于布上贴敷患处，每 5 日换药一次。

4．丁桂散

（1）适应证：阴寒腹痛、色白阴疽、结核。

（2）处方：上肉桂、公丁香各等分。

（3）制法：晒干、共研细末。

（4）用法：①阴寒腹痛，将药掺于脐内，用普遍膏药盖之。②如色白阴疽结核，将药掺于消核膏上贴敷之。

二、腐蚀类

（一）消管膏

（1）适应证：瘘管不深者及疮口胬肉突出。

（2）处方：

蓖麻子肉 50 克　　　白信石 1.5 克　　　银　朱 3 克。

（3）制法：先将白信石放在面粉圆子内，用炭火烤至枯黑，然后将白信石取出研细末，再与其余药物共捣千下即成。

（二）枯痔散

1. 适应证

痔核、胬肉。

2. 处方

白信石 75 克　　　　白　矾 100 克

制乳香、雄黄适量。

3. 制法

先将白信石 75 克，白矾 100 克放入罐内，炭火上煅枯（白烟尽为度）冷却研细末，每 50 克净末加入乳香 3.6 克，雄黄 7 克，同研细，密置瓶内，勿受潮，越陈越好，煅药时人稍离开，因有砒质气味挥发，研药时需戴口罩，以免吸入。

4. 用法

先用绵纸镶嵌于痔核或胬肉内根部四周，使与健康组织分隔（主要是避免健康组织受枯痔散的腐蚀刺激），再将枯痔散加普鲁卡因调成泥状涂于痔核或胬肉上，以不见痔核或胬肉为宜，然后将隔离用的棉纸反褶，将痔胬部包裹，如此每日换药 2 次；用 5～10 次后，痔核或胬肉变黑、硬、坏死，以尖镊子戳刺也不出血，这时可停药，每日敷玉红膏 1～2 次，1 周后痔核或胬肉即全部脱落，脱落后仍敷玉红膏即可痊愈。

5. 注意事项

（1）发现患者有发热、头痛、恶心、小便短少等症状，应立即停用。

（2）在制砒石时，应烧至白烟尽为度，否则容易发生砒中毒。

（三）三品一条枪

1. 适应证

瘘管，作为痔核根部插入枯痔之用。

2. 药物

枯痔散。

3. 制法

用枯痔散粉加厚糊调和搓成线条阴干。

4. 用法

（1）凡瘘管将药条捻入，每日 1 次用至 7 日，孔大停药，改用九一丹、桃花散，自然瘘管消除。

（2）瘰疬如欲将其烂出者则先用小刀刺孔，然后纳入药条。

（四）脚茧药粉

1. 适应证

脚上生茧。

2. 处方

脑　砂10克　　　　硼　砂10克　　　　蜈　蚣2条

3. 制法

研成细末。

4. 用法

将药粉掺于脚茧上，用橡皮胶封固 5 日即落。

（五）咬头膏

1. 适应证

咬穿疮头。

2. 处方

铜青、松香、乳香、没药、杏仁、制木鳖粉、蓖麻仁各等分，巴豆（不去油）备用。

3. 制法

研末共打成膏，每两膏内加入煅白砒 1 分，再搅匀（白砒煅法见消管膏制法）。

4. 用法

取绿豆大一粒，放疮顶用膏掩之，溃破即揭下洗净，换其他药物贴敷之，胎前产后禁用。

（六）蚀疣膏

1. 适应证

寻常疣、脚茧、痣、银屑病、皮肤角化硬厚。

2. 处方

苦参子肉^(研细) 56 克　　生石灰 100 克　　　　碱 100 克

粳　米 10 克

3. 制法

先将生石灰、碱放在瓷器内用冷水化开 1 夜，研细后，加粳米及苦参子肉再研和即成膏。

4. 用法

将蚀疣膏涂在患处,用胶布贴盖 15～30 分钟,除去蚀疣膏,洗涤。连贴 5～7 日疣等自然枯落。

三、拔脓毒类

(一) 50％红升丹

1. 适应证

疽已溃、腐肉不脱,脓多。

2. 处方

红　升 15 克　　　熟石膏(水飞) 30 克

3. 制法

共研细末。

4. 用法

用纸捻蘸入疮口内,外盖太乙膏。

(二) 九一丹

1. 适应证

痈疽、疮脓已溃,能拔出脓,并能生肌收口。

2. 处方

煅石膏(水飞) 15 克　　黄　升 3 克

3. 制法

共研细末。

4. 用法

疖肿小者,不必用纸捻蘸入,只须用药粉敷少许掺疮面,外盖太乙膏。较深入的疮口可用纸捻拌蘸粉少许插入疮口。每日换药 2 次。

(三) 青凉散

1. 适应证

疮口脓水不厚不多。有拔毒生肌作用,是拔毒药中轻剂。

2. 处方

煅石膏^(水飞)30 克　　轻　粉 6 克

3. 制法

共研成细粉末。

4. 用法

疮口深者用纸捻拌药插入疮口内,每日换药 1～2 次。

(四) 抽脓散

1. 适应证

疮口内腐肉不脱,脓水不多,用之能使腐肉脱去,并能用于瘘管。

2. 处方

炙蜣螂 15 克　　　　白　芷 15 克　　　　甲　片 15 克

3. 制法

共研极细末。

4. 用法

掺于疮口内,腐肉自落,脓浊自出。

（五）拔疔散

1. 适应证

疔疮已破时能拔毒,未清时能消散,并能治疗痔疮。

2. 处方

蜒蚰干 30 克   上腰黄 6 克   银 砂 3 克

3. 制法

共研极细末,入大梅片,再共研成极细末。

4. 用法

掺于拔疔千褪膏上贴之,该药常与八将丹配用。

（六）八将丹

见消散类。

（七）辛消散

1. 适应证

发背对口疮已溃者用之去腐拔脓,一直用至收口,用于阴疽未溃,有消散作用。

2. 处方

白　川 30 克　　　　银　朱 3 克　　　　月　黄 12 克

3. 制法

共研极细末,研药时工作人员应戴口罩。

4. 用法

掺于疮口内,每日换药 2 次。

四、生肌类

(一) 桃花散

1. 适应证

凡疮口脓将尽,生肌收口时用之。

2. 处方

煅石膏 30 克^(水飞)　　东　丹 6 克　　　　冰　片 1.5 克

3. 制法

共研极细粉末。

4. 用法

掺于疮口内,外盖太乙膏,常与青凉散同用。

(二) 八宝生肌散

1. 适应证

生肌收口。

2. 处方

炉甘石^(水飞)30 克　　真血竭 18 克　　制没药 18 克

煅石膏^(水飞)30 克　　赤豆脂 30 克　　制乳香 18 克

梅　片 1.6 克　　　轻　粉 15 克　　　东　丹 9 克

3. 制法

研成极细末。

4. 用法

掺患处,上盖太乙膏。

(三) 还原散

1. 适应证

凡疮口生肌而不生皮者。

2. 处方

人脚底老皮(可在浴室取之)。

3. 制法

将脚皮放在新瓦上煅炭,加梅片少许共研细末。

4. 用法

用麻油调搽于疮口上外盖玉红膏,每日换 1 次。

(四) 玉红膏

1. 适应证

一切痈疽溃烂,恶腐不去,新肉不生。

2. 处方

当　归 60 克	白　芷 15 克	甘　草 36 克
紫　草 6 克	轻　粉 15 克	白　蜡 60 克
血　竭 15 克	麻　油 500 克	

3. 制法

除白腊、麻油、轻粉、血竭外,其他药物浸入麻油内 3 日用,文火熬枯去渣、滤清,再熬至滴水成珠,下白腊烊化,再入血竭粉、轻粉(研细),搅透,磁器收储。

4. 用法

摊于纱布上敷贴之,每日换药 1～2 次。

五、洗涤类

(一)薰洗汤

1. 适应证

凡红肿疼痛的阳性炎症,皆可薰洗。

2. 处方

银　花 9 克	羌　活 9 克	独　活 9 克
川　乌 6 克	草　乌 6 克	防　风 6 克
苍　术 6 克	薄　荷 6 克	苏　叶 6 克
桑　叶 30 克	桃　叶 30 克	槐　叶 30 克
樟　叶 30 克		

3. 用法

将药共煎水,先薰后洗,洗后敷药。

(二)葱归塌肿汤

1. 适应证

凡痈肿诸疮,初肿将溃之时,用此汤洗之,以疮内热痒为度。

2. 处方

葱　头7个	当　归9克	独　活9克
白　芷9克	甘　草9克	

3. 用法

将药共煎浓,去渣用汁,以药棉蘸汤热洗,如凉再热之。洗时切忌吹风。

(三)猪蹄汤

1. 适应证

凡痈疽诸毒流脓者,用之能消肿、脱腐、止痛、去恶肉、活死肌、润疮口。

2. 处方

黄芩、甘草、当归、赤芍、白芷、蜂房、羌活各2钱。

3. 用法

先将猪蹄一只,用水6碗煮至蹄软为度,将汁澄清,撇去上面浮油,将药物投于汁中,再用微火煎十数沸滤去渣用汤,候微温,用药棉煎汤淋洗疮上,并入孔内,轻手捺尽内脓,使败腐宿脓随汤而出,以净为度,再以纱布叠七八层,蘸汤勿令太干,覆于疮上,两手轻按片时,纱布凉后再换,如此再按四五次,可以流通血气、解毒、止痛,洗毕,用绢帛揩干。

(四)黄连菊花水

1.适应证

阳性疮肿疔疮毒势盛者,不论已溃未溃者皆可用之。

2.处方

菊　花9克　　　　黄　连3克

3.用法

用水一碗煎至半碗,微温洗之。未溃者可使疮势缩小,已溃者能清洁疮口,洗毕,再随疮掺敷所用之药。

(五)荨麻疹(风疹块)洗方

1.适应证

风疹发时瘙痒难受者。

2.处方

樟　木50克　　　蚕　砂50克　　　苦　参50克
浮　萍50克　　　地肤子50克　　　白鲜皮50克

3.用法

用纱布一大方块将药包裹放在锅内加水煎一大锅,倒在浴盆内,候温洗浴,洗后避风,每日洗2次,该药水用后不要倒去,下次再洗,温之即可再洗。配药一次可洗3日。

（六）除湿止痒洗方

1. 适应证

疥癞风癣，用之祛风除湿，止痒杀虫。

2. 处方

白　芷 60 克	蝉　衣 9 克	防　风 30 克
莪　术 30 克	土槿皮 60 克	黄　柏 30 克
苦　参 60 克	蛇床子 30 克	鹤　虱 30 克
野菊花 30 克	芙蓉叶 30 克	

3. 用法

用纱布做成袋子，将药入袋，放入锅内加水煎沸，沸后倒入盆内，即加本樟脑 9 克，候温洗之，每日 2 次，洗毕不要倒去，下次温热仍可再洗。

（七）风湿洗方

1. 适应证

风湿关节酸痛、麻冷不仁、栓塞性脉管炎未溃者，麻痹症。

2. 处方

艾　叶 60 克	生　姜 60 克	当　归 15 克
白附子 15 克	生川乌 15 克	羌独活[各] 15 克
苏　木 9 克	桃　仁 15 克	透骨草 30 克
麻　黄 9 克	桂　枝 15 克	生南星 15 克
樟　脑 15 克		

3. 用法

先用水一大碗煎沸,再加陈酒 1600 克煎沸,待温,浸洗或温敷 15 分钟,每日 2 次,洗后不要倒去,下次温热仍可再洗,配药一剂可用 10 日。

(八) 鹅掌疯洗方

1. 适应证

鹅掌疯,灰指甲。

2. 处方

生川乌 15 克	生半夏 15 克	生草乌 15 克
花　椒 15 克	蛇床子 15 克	樟　脑 9 克
硫　黄 9 克	生南星 15 克	土槿皮 15 克
蛇　蜕 1 条	蝉　衣 6 克	白鲜皮 15 克
枫子肉 15 克	透骨草 30 克	豨莶草 15 克
防　风 9 克	荆　芥 9 克	明　矾 15 克

3. 用法

用醋 500 克煎药,待温浸手脚,每次浸半小时;浸后不必揩干,每日 3 次。一剂可用 7 日,连续浸 20 日,尽量少下水。夏冬皆可用之。

六、疥疮类

(一) 游风丹

1. 适应证

一切浸淫棉湿疹,无疱。

2. 处方

力　青 30 克	铜　绿 12 克	硫　黄 6 克
枯　矾 6 克	东　丹 9 克	

3. 制法

共研细末。

4. 用法

用麻油调成糊状后用笔蘸涂,每日 2 次,在搽药时期,不要水洗,只可用干药棉揩之,或用药棉蘸麻油揩洗。

(二) 万应疮疥药

1. 适应证

用治疥疮瘙痒、秃疮、癣疾。

2. 处方

升药底 6 克	土槿皮 6 克	白鲜皮 9 克
枯　矾 6 克	硫　黄 3 克	花　椒 3 克
黄　柏 9 克	苍　术 9 克	蛇床子 9 克
苦　参 9 克	雄　黄 6 克	本樟脑 3 克
枫子肉 15 克	轻　粉 9 克	烟　膏 9 克
水　银 2 克		

3. 制法

除水银外,上药共研细末后,将水银用药粉少许,放研钵内研至不见水银为止,然后再与其余药末拌匀。

4. 用法

取药粉 50 克与凡士林 50 克和匀,包在纱布内在疮疥痒处揩之,每日 3 次,每隔一天涂一次。

七、七窍类

(一)猴枣散

1. 适应证

咽喉口腔红肿痛烂。

2. 处方

人中黄、射干二味等量,研细末;用鲜土牛膝根捣汁拌末,晒干后再研细末;每净末 50 克加煅人中白 20 克,南硼砂 3 克,西藏猴枣 1.5 克,滴浮石 6 克,西黄 6 克,寒水石 6 克,大梅片 3 克,青黛 6 克。

3. 制法

上药共研极细末,密藏瓶中。

4. 用法

用喷粉器挑药粉少许喷于患处,每日喷 2～3 次。

(二)银杏散

1. 适应证

耳内出脓出水。

2. 处方

东　丹 6 克	海螵蛸 15 克	煅龙骨 6 克
枯　矾 6 克	梅　片 1.5 克	

3. 制法

上药共研细末。

4. 用法

将耳内脓液拭净,将药粉吹入耳内,每日 2～3 次。

(三) 消痔散

1. 适应证

鼻痔、耳挺。

2. 处方

脑　砂 3 克	白　矾 3 克	蜜陀罗 3 克
冰　片 0.5 克	苦参子肉 3 克	

3. 制法

先将苦参子肉、白矾、蜜陀罗共研末,后与脑砂、冰片共研末而用之。

4. 用法

鼻痔用棉花签蘸药粉少许点之,耳挺先用棉花签蘸药粉少许搽之,耳道底先用棉花塞之,以防药粉漏入耳底,每日 3～4 次。

(四) 推云散

1. 适应证

目赤肿痛、云翳遮睛、眼丹、针眼。

2. 处方

野荸荠粉 15 克　　　煅石蟹^(水飞)9 克　　　腊月青鱼胆 6 克

大梅片 1.5 克

3. 制法

上药共研极细末,研至无渣为止。

4. 用法

将药滴眼,每日 3 次。

（五）鼻渊散

1. 适应证

鼻流臭涕,鼻塞。

2. 处方

炙春花 9 克　　　梅　片 1.5 克　　　川　连 1.5 克

白　芷 1.5 克　　　薄　荷 1.5 克

3. 制法

研成细末。

4. 用法

棉签蘸药粉点鼻,每日 2～4 次。

下篇 各论

第六章　中医外科疾病治疗

一、疖

（一）病因

疖乃血热或暑热，蕴于皮肤之间所发。

（二）症状

生于皮肤浅表红肿高起，但局限而不弥漫，焮痛易化脓，无全身症状，在夏天最易生之。

（三）治疗

1. 内服

（1）方名：清血解毒饮。

（2）效用：消暑热、解血毒，适应一切疖、痱子。

（3）药物：

紫花地丁9克　　　夏枯草9克　　　青　蒿9克

银　花9克　　　生甘草3克　　　赤　芍9克

| 杭　菊9克 | 佩　兰9克 | 山　栀9克 |
| 川　连3克 | 丹　皮9克 | 细生地15克 |

（4）用法：煎服，每日1剂。

（5）随症施治。①便秘加生军6克，元明粉6克。②生于头面者加牛蒡子9克，苍耳子9克。③生于四肢者加桑枝9克。④发热口渴者加花粉9克，鲜生地9克。

2．外治

（1）未脓时用铁箍散蜜调敷之，每日换药2次。

（2）脓已成时则用刀切开之，切开后疮口内用纸钉蘸桃花散、清凉散纳入之，外贴太乙膏，每日换药1~2次。

3．注意事项

（1）保持皮肤清洁。

（2）夏天尽量少暴露在阳光下。

（3）坐卧阴凉透风处。

（4）夏天出汗后最好用热水揩身。

（5）多吃性凉的食物，如绿豆汤（粥）、西瓜、洋菜冻。

（6）禁忌辣、酒、海腥。

二、痱子

（一）病因

暑天热汗浸渍皮肤所生。

（二）症状

病生于暑天,身面皮肤出现状如针尖、色红或成脓疖,烦热抓痒且痛,得凉则隐。

（三）治疗

1. 内服

（1）方名:清暑解热汤。

（2）效用:清解暑热,凉血消炎。

（3）药物:

夏枯草 9 克　　　　生绿豆(打) 30 克　　鲜藿香 9 克

银　花 9 克　　　　生甘草 3 克　　　　鲜佩兰 9 克

香青蒿 9 克　　　　嫩芦根 30 克

（4）用法:水煎代茶,冷饮。

2. 外治

（1）方名:祛痱粉。

（2）效用:燥湿、清凉、止痒、消炎。

（3）药物:

滑石粉 30 克　　　　枯矾粉 9 克　　　　川连粉 3 克

冰　片 1.5 克

共研细末,扑用。

3. 注意事项

（1）应坐卧凉快处。

（2）用温热水洗浴，每日 2～3 次。

（3）忌吃酒辣刺激食品。

（4）以绿豆汤（粥）当点心。

（5）多吃西瓜。

三、疽（落头疽、阳疽）

（一）病因

患者大多在 40 岁以上，由于肾阴内消（糖尿病），龙雷之火上炎，外与热毒（葡萄球菌或链球菌）等相结合于后项所生。

（二）症状

生于后项发际风府、哑门的部位，初起如粟米一粒燃红作痛，影响项部转动，逐渐散大红肿，坚硬如石，寒热交作，疮形如蜂窝之多头，如溃后脓多者顺，如坚硬黯黑毒陷无脓者逆。

（三）治疗

1. 外治

（1）初起未成者用铁箍散、八将丹（等分）蜜调敷之，每日 2 次，以消散之。

（2）已成者应切开扩创，已溃者亦应予以扩创，每日或隔日拔火罐 1 次，以吸出脓血，疮口内掺辛消散，四周红肿处敷铁箍散（蜜调），每日换药 2～3 次。

2. 内服

加减黄连解毒汤。

川　连 3 克	山　栀 9 克	黄　柏 9 克
银　花 9 克	甘　草 3 克	丹　皮 3 克
石决明^(先煎) 30 克	杭　菊 9 克	紫花地丁 9 克

煎浓每日 1 剂。

3. 注意事项

（1）禁忌烟酒、大蒜、韭菜、辣。

（2）病重者忌吃荤腥。

四、阴疽（寒性脓肿）

（一）病因

本病大多是由于七情郁结，致气血阻滞不行，或寒湿与痰浊凝结经隧所致，其发病较缓，难溃难敛。

（二）症状

初起皮包不变，根盘散漫平塌无头，不痛不肿，或痛而带酸，或肿而不高。

（三）治疗

1. 内服

（1）方名：阳和汤。

（2）效用：温散寒凝专治一切色白平塌阴疽。

（3）药物：

熟　地 30 克　　　　鹿角霜（或胶）9 克　　肉　桂 3 克

甘　草 2 克　　　　炮　姜 3 克　　　　麻　黄 1.5 克

（4）用法：水酒各半煎服，亦可用水煎服，阴疽生于上身者应饭后服用，生于下身者应空腹服用。

（5）随症施治。①已溃体虚者除麻黄外，加黄芪 15 克，党参 15 克。②服药后口渴胸闷者将药减半煎服。③便秘不通者加酒制大黄 6 克。④胃呆不纳者加砂仁 3 克^(后下)。

（6）其他助治药物：小金丹每服 1 粒，每日 2 服，酒化送服，或犀黄丸每服 1 钱，每日 2 服，陈酒送服。

2. 外治

（1）初起时用高粱酒蜜糖调阴发散、丁桂散各等分，敷于患处. 每日换药一次。

（2）已成脓者应即切开，用纸捻蘸九一丹纳入疮口内以拔脓毒，脓毒已少者则换生肌散收口。

3. 针灸

（1）取穴：大椎（灸）、关元（灸）、天应穴（温针）。

（2）效用：壮阳散寒，强壮身体。

（3）方法："灸"每穴隔姜灸三壮，"针"用温针灸三壮。去针后应拔火罐 10 分钟，如脓已溃者，则不要针刺天应穴。

4. 注意事项

（1）对脓已溃而脓浊甚多者不能早搽生肌收口药，否则余毒未尽，易成瘘管。

（2）忌食寒性或生冷食物。

（3）禁止性生活。

五、疔疮

（一）病因

疔疮为恶性疖肿，发于颜面部或手足指端或脉搏处，形如粟粒钉头，或似脓包痱子，根盘漫肿，硬结不痛（如发于指端则成疼痛），每以继发大的蜂窝织炎，引起走黄（败血症）而致命。

（二）症状

大多生于面部或四肢，初起形如米粒而红，但根盘硬块，此不同于痱子，其肿势发展迅速，甚则三四天即有生命之危。

（三）治疗

1. 外治

将疮头切开，用纸线蘸拔疔散、八将丹插入疮口内，再用拔疔膏放拔疔散，八将丹少许贴之，四周肿处外敷铁箍散（蜜调），用湿纱布三四层盖之，每日换药 2～3 次。

2. 内服

加味黄连解毒汤。

黄　连 3 克　　　　黄　芩 9 克　　　　黄　柏 9 克

山 栀9克	连 翘9克	甘 草3克
大力子9克	紫花地丁9克	杭 菊9克
银 花9克	丹 皮9克	鲜生地30克

3. 用法

煎服,每日1剂,病轻者可不用服药。便秘者加生军6克,元明粉6克;神色昏愦,已成走黄之势者,加犀角粉15克,护心散30克和匀,分2次吞服;生于面部者加苍耳子9克;生于四肢者加桑枝9克。

4. 注意事项

(1) 忌一切晕腥、烟、酒、葱、蒜。

(2) 宜吃寒性水果。

六、发背和搭手(背部痈、背部蜂窝织炎)

(一)病因

热毒蕴结于督脉或是太阳膀胱经脉所致。

(二)症状

生于背部,红肿疼痛。如根脚高肿鲜明者为顺,如根脚散开平坚硬色紫者为逆。

(1) 生于背脊部位者为发背。

(2) 生于背脊之旁者为搭手。

（三）治疗

1. 外治

（1）疮口外四周红肿处，用铁箍散蜜调敷，早晚各换药一次。

（2）疮口内用辛消散掺之外遮药膏，每日 2 次，用药后脓水流出，腐肉自落，新肉自生。未破者应切开之，未成者贴拔疔膏加八将丹。

2. 内服

（1）治以凉血解毒法。

鲜生地 36 克	板蓝根 30 克	银　花 9 克
川　连 3 克	丹　皮 9 克	甲　片 9 克
连　翘 9 克	黄　芩 3 克	防　风 9 克
花　粉 9 克	生甘草 3 克	白　芷 6 克

（2）随症加减。便秘者加生军 9 克，元明粉 9 克，冲服；口渴者加芦根 1 支，麦冬 9 克；无脓或脓出过多者加党参 9 克，黄芪 15 克；恶心作吐者加朱茯神 9 克，砂仁 3 克，藿香 9 克，护心散 30 克分 2 次吞服。

3. 火罐

使毒脓自深部拔出，在治疗上很有帮助，能缩短疗程，病重者每日拔一次，病轻者隔日拔一次。

4. 注意事项

（1）忌食酒辣鱼肉、大蒜、韭菜、烟等刺激发物。

（2）不可发怒，静心休息。

七、流注（多发性脓肿、深部脓肿）

（一）病因

流者行也，注者住也，随处可生，名为流注，乃湿痰阻塞经络，壅塞经隧，壅塞何处则何处生。

（二）症状

生于肌肉深部，一个至数个，色白不红，漫肿酸痛，寒热往来，脉缓者为未有脓，脉数者为已有脓。可用注射器做穿刺检查。

（三）治疗

1. 治疗

（1）未有脓者：先用 12 号注射针头刺于流注深部，刺 3～5 针，然后拔火罐于其上，留火罐 10 分钟后，去罐敷阴发散膏，每日 1 次。

（2）已有脓者，应即切开引流，插引流橡皮管或引流条或药捻蘸九一丹插入疮口。脓出尽后可搽清凉散、桃花散各等分，以生肌收口。

2. 内服

甲　片9克	皂角刺9克	白芥子9克
苍　术9克	姜　夏9克	槟　榔9克
独　活9克	地鳖虫9克	红　花2克
延胡索9克	桃　仁9克	附　片3克
肉　桂1.5克	熟　地9克	生　草3克

加减:口渴高热者加黄柏 9 克,麦冬 9 克,除去附片、肉桂;生在腰部者加杜仲 15 克;生在下肢者加怀牛膝 9 克;生在上肢者加姜黄 9 克。

3. 注意事项

(1) 忌吃生冷食物。

(2) 忌吃酒、辣、海腥、葱、韭、大蒜。

八、乳痈

(一)病因

乳痈分内吹外吹两种:

1. 内吹

此乃孕妇之胎气旺盛和热聚积于乳。

2. 外吹

(1) 由于胎儿口中热气吹入乳房而生(为细菌所感染)。

(2) 妇人乳汁过多或不能回乳致宿乳积滞凝结于乳房而生。

(二)症状

初起乳房内结块,皮肤焮红肿痛,乳汁不畅,若不速治,数天即能成脓,寒热交作,往往能穿出几个疮头,称为"盘瓢"。

(三)治疗

1. 内服

(1) 方名:加味瓜蒌饮。

（2）效用：疏散消肿，舒肝开郁，适用乳痈乳疖，不论未溃已溃。

（3）药物：

金瓜蒌 15 克	橘核叶 9 克	条　芩 9 克
蒲公英 15 克	当　归 9 克	柴　胡 9 克
川楝子 9 克	连　翘 9 克	生甘草 3 克
枸橘李 9 克	丝瓜络 9 克	防　风 9 克
鹿角屑 15 克		

（4）用法：水煎，饭后服用。

（5）随症施治：因断乳而生者，加生麦芽 30 克。

2. 外治

（1）起初未成脓者，先用酒浸棉球揩乳头，以作消毒，用扎底针穿线的一端，在乳头奶孔处轻轻地挑拨数下，再用火罐拔吸乳头，乳腺即能畅通，每日如此操作 2～3 次，拔火罐过后敷铁箍散膏于肿块上，每日换药 1 次，数日即可消散。

（2）已成脓者应予切开。用九一丹、清凉散、桃花散各等分和匀，用纸捻或纱面条蘸药粉纳入，疮口处贴太乙膏，如四周红肿，再敷铁箍散，每日换药 2 次。

3. 水针

（1）取穴：内关，足三里。

（2）效用：消炎退肿。

（3）方法：用青霉素每次 2 万单位，溶于 10％普鲁卡因 0.5 毫升化之注入穴位，早晚各一次。青霉素应做皮试。

4. 注意事项

（1）拔火罐时需患者稍忍痛片刻，但要当心烫伤皮肤。去罐时用手指按压火罐根部,让空气进入火罐内,火罐自然落下。

(2) 敷药不要让婴儿吮着,喂奶时可将药刮开些,并将乳头擦干净。

(3) 忌荤腥、葱、蒜、面食,以免增加乳汁分泌,加重肿痛之苦。

九、痈(脓肿)

(一)病因

由于六腑积热蕴结于肌肉之间,其发于浮浅易溃、易腐、易敛,不伤筋骨者易治。

(二)症状

皮下肉间呈发红、高肿而痛,如覆碗杯之状,皮肤极度紧张,痈顶不似疖之突出,往往伴有全身寒热症状。如搏动性疼痛是为化脓;若软化作疼,触之有波动感,为已成脓疡。痈的名称常以疼痛发生的部位称之,生在体腔内者为内痈,生在体腔外者为外痈。

(三)治疗

一般外痈都可用本节治疗方法处理。

1. 内服

(1) 方名:加减仙方活命饮。

(2) 效用:痈肿未成脓,未溃烂。

(3) 药物:

甲 片9克　　　　归 尾9克　　　　甘 草3克

皂角刺 9 克	银 花 9 克	赤 芍 9 克
花 粉 9 克	防 风 9 克	制乳没^(各)6 克
紫花地丁 9 克	丹 皮 9 克	杭 菊 9 克

（4）用法：煎服每日 1 剂。

（5）随症施治：①红肿发热者加黄连 3 克，黄芩 9 克。②便秘者加大黄 6 克，元明粉 6 克冲服。③脓出后体虚者除归尾、皂角刺加生黄芪 15 克。④生于头部者加苍耳子 9 克。⑤生于背部者加龟版 15 克^(先煎)。⑥生于胸部者加桔梗 6 克。⑦生于腹部者加大腹皮 9 克。⑧生于上肢者加桑枝 9 克。⑨生于下肢者加怀牛膝 9 克。

2. 外治

（1）初起未成脓时用铁箍散膏敷之，每日换药 1 次。

（2）已成脓者应即切开出脓，用纸钉蘸九一丹纳入切口内，每日换药 2~3 次，脓浊减少者则用桃花散 1/2、清凉散 1/2 和匀，用纸钉纳入疮口内，每日换药 2 次。如四周红肿再用铁箍散膏敷之。

3. 针灸

（1）取穴：合谷，曲池，血海。

（2）效用：凉血、清热、消炎。未成能消，已成速愈。

（3）方法：用相当于肌肉注射的抗生素 1/10 量注入穴位，每日早晚各一次。

4. 注意事项

（1）如疮口向上者尽量将疮侧向下方，使脓毒容易流出。

（2）忌食葱、韭、蒜、酒、辣、发、腥等物。

十、鳝贡头(头皮脓疡)

(一)病因

由于热毒而生,疖肿在头项部,脓毒不得畅流而成。

(二)症伏

生于儿童的头项部初起疖肿。脓不易畅泄,形成脓袋,如将疮口扩大,将脓排出,隔天又肿,反复重发脓疡,疖肿大如馒头,按之波动,往往经久不愈。

(三)治疗

1. 内服

(1) 方名:凉血解毒汤。

(2) 效用:凉血、消肿、排脓。

(3) 药物:

苍耳子 9 克	赤　芍 9 克	丹　皮 9 克
杭　菊 9 克	荆　芥 6 克	防　风 6 克
川　连 2 克	鲜生地 30 克	

(4) 用法:煎服,每日 1 剂。

2. 外剂

食盐末 1/3、九一丹 1/3、清凉散 1/3 和匀,用纸捻纳入疮口内,每日换药 2 次,用药后腐肉自然落下,脓囊自然缩小,用药 4～5 日后,改换桃花散、清凉散纳入疮口内,每日换药 2 次,自然收功。

3. 水针

(1) 取穴:大椎。

(2) 效用:清热消炎。

(3) 方法:用青霉素 4 万单位溶于 1 毫升注射用水注入穴位内。用前做青霉素皮试。

4. 注意事项

(1) 换药时要将疮内分泌脓液揩净,必要时可轻挤。

(2) 忌一切热性刺激物及发物。

十一、癣

(一)病因

癣乃风热湿虫侵入皮肤而成。风癣如云朵,皮肤娇嫩,抓之则起屑,不知痛痒;湿癣如虫行,抓之则有汁出;顽癣抓之全不痛。

(二)症状

发于平滑皮肤上起圆形,限局性微红色,干燥鳞屑性的斑或稍高于皮肤,而在边缘部出现隆起;每向边缘进行,中央似现治状态,所以出现圆环状。小者如笔管,称为癣;大者如钱形,称为金钱癣。多发生于面部、颈部及手部等处。鳞屑较厚,大片银白色,皮肤变粗厚,刮去后基底出血,主要见于四肢的伸侧面或后项面,往往生长数年不愈。初生小孩面部,如铜钱形,称为奶癣。

（三）治疗

1. 方 1

（1）方名：癣药水。

（2）效用：止痒、杀虫、祛风、燥湿。适应一般癣症，不适用于奶癣。

（3）药物：

土槿皮 9 克	槟　榔 9 克	白鲜皮 9 克
枫子肉 9 克	樟　脑 9 克	花　椒 3 克
鹤　虱 9 克	硫　黄 3 克	斑　蝥 3 只
川草乌(各) 9 克	黄　柏 9 克	苍　术 9 克

（4）用法：用高粱酒 250 克浸药于小口瓶内，封口浸 7 日，可用药棉蘸药水搽于癣上，每日 3 次。

2. 方 2

（1）方名：奶癣药水。

（2）效用：止痒、杀菌、润肤。适应奶癣。

（3）药物：

白　及 9 克	土槿皮 9 克	人　乳 30 毫升

（4）用法：三物放在碗内，隔水蒸透，用药棉蘸搽于癣上，每日搽 3 次。

3. 方 3

（1）方名：半蟊散。

（2）效用：止痒、杀虫。适用于牛皮癣（银屑病）。

（3）药物：

生半夏 30 克　　　　斑　蝥 3 克

共研细末。

(4) 用法:用醋调药粉敷于癣上 1 小时即除去,可能会起水泡。用消毒针尖刺破水泡,让水流尽,掺痱子粉即可。经治 6～7 日,结痂脱皮而愈。

4. 注意事项

(1) 忌食芥菜、羊肉、毛笋、酒、辣、蒜、韭菜、发物。

(2) 勤洗澡,保持皮肤清洁。

十二、流火(下肢丹毒)

(一)病因

流火由于湿热注下于腿而发。

(二)症状

生于下肢两腿,初起呈云片、焮红、疼痛,逐渐散大,呈一片红色,发寒热,脉缓,舌红,苔燥,治愈易再发,腿渐粗大。

(三)治疗

1. 内服

(1) 方名:三黄清血汤。

(2) 效用:清理血分湿热,适应一切丹毒。

(3) 药物:

黄　柏9克	川　连3克	黄　芩9克
银　花9克	甘　草3克	丹　皮9克
板蓝根15克	大青叶9克	滑　石30克
甲　片9克	怀牛膝9克	全　蝎10只
鲜生地30克	通　草3克	猪　苓9克

（4）用法：水煎每饭前1小时服用。

（5）随症施治：①便秘者加生军6克，元明粉6克冲服；②口渴者加花粉9克，麦冬9克。

2. 外治

（1）在红痛处每隔1寸（约0.03米）距离，用三棱针刺出血；每日1次。待红退后而肿未退时，可隔天刺一次。

（2）针刺后以金黄散、铁箍散各等分蜂蜜调敷于红痛处。

（四）注意事项

（1）卧床休息。

（2）忌食酒辣、葱蒜、肉类、发腥等物。

（3）可用芦根两支蒸汤代茶。

十三、风疹块（荨麻疹）

（一）病因

此为风热客于肌肤之间，蕴而不达，复感受外风或由发物引发，时愈时发。

（二）症状

发时热多寒少,头身肢体发出如疙瘩状的块,有的色红,有的色白,瘙痒,烦热不安,时发时愈,甚至延绵十余年而不愈。

（三）治疗

1. 内服

1）方1

（1）方名:愈风汤。

（2）效用:疏风清血止痒。

（3）药物:

荆防风（各）9克	蚕　砂（包煎）9克	僵　蚕9克
细生地15克	白蒺藜9克	白　芷6克
蝉　衣9克	地肤子15克	豆　豉9克
薄　荷6克	连　翘9克	白鲜皮15克

（4）用法:水煎每日1剂。

2）方2

（1）方名:复方蝉衣丸。

（2）效用:祛风清热,扶正除疹。对慢性荨麻疹有一定疗效。

（3）药物:

蝉　衣9克	麻　黄3克	生　地36克
丹　皮9克	白　芷9克	白蒺藜9克
荆防风（各）9克	当　归9克	赤　芍9克
大力子9克	桑白皮9克	党　参9克

薄　荷 5 克	浮　萍 9 克	紫花地丁 9 克
川黄连 5 克	蒲公英 9 克	豆　豉 9 克
黄　柏 9 克		

（4）用法：上方配 7 剂。共研细末，水泛为丸，每服 2 钱，每日 3 次，开水送服。服丸半个月左右，基本上可以停止发疹，但仍需继续服丸 2 个月，以免复发。服丸时忌食辣、酒、鱼腥、蒜、韭、芥菜等发物。

2. 外治

（1）方名：风疹块（荨麻疹）洗方。

（2）效用；疏风清热止痒。

（3）药物：

樟　木 30 克	苦　参 30 克	明　矾 30 克
浮　萍 30 克		

（4）用药：上药用布包之，放入锅内加水一锅，烧沸待温洗浴，每日 1～2 次。用后不要倒去，下次温热后仍可洗用，配药 1 剂，可洗用 3 天。

3. 针灸

（1）取穴：合谷、曲池、血海、大椎。

（2）效用：疏风、清热、止痒。

（3）方法：用中等刺激，留针 20 分钟，每 10 分钟加手法一次，每日 1 次。

（四）注意事项

（1）忌食酒、辣、虾、蟹、羊肉、海鲜、发膻等物。

（2）天气变化时，少外出吹风。

十四、痔疮

(一) 病因

痔疮虽有内痔外痔的分别,但其发病因素不外乎下列几点:

(1) 过食辛辣、炙烧、酒类、刺激性食物,致使湿热下注而生。

(2) 久坐而血脉不行。

(3) 负重远行或排便用力努张。

(4) 酒色过度,肠胃受伤,以致浊气瘀血流注肛门。

(5) 体虚气衰,肠胃湿热下注肛门。

(二) 症状

外痔生于肛门齿线以下,红紫色结节、小如碗豆,大如樱桃,或一粒或数粒,指压则小,腹压则膨大;平时则微觉障碍,在劳力过度、饮酒或吃辣物时则会突然发作。

内痔生于肛口齿线之上,一个或数个结节集合,小如鼠奶,大如胡桃,通常呈青色,痔核扩张时,可现鲜红色呈肉芽状。

(三) 治疗

1. 内服

(1) 方名:消痔汤。

(2) 效用:凉血、清热、理湿,适应诸痔初发者。

(3) 药物:

当　归 9 克	细生地 30 克	枳　壳 9 克
连　翘 9 克	炒槐角 9 克	升　麻 3 克
黄　芩 9 克	黄　柏 9 克	川　连 3 克
荆防风^(各) 9 克	地　榆 9 克	

（4）用法：水煎，饭前服用。

（5）随症施治：①便秘燥结者加酒大黄 9 克，火麻仁 15 克；②气虚所致者加党参 9 克。

2. 外治

［保守疗法］

（1）方名：木鳖子散。

（2）效用：止痛消炎。

（3）药物：

木鳖子 30 克	五倍子 30 克	熊　胆 6 克
干蝎子 5 只	梅　片 1.5 克	

（4）用法：共研细末，蜜调成厚糊状，涂于痔核上，每日换药 2～3 次。

［枯痔疗法］

1）方 1

（1）方名：枯痔散。

（2）效用：腐蚀作用，适应痔核及瘘管胬肉之用。

（3）药物：

白信石 15 克、白矾 15 克研和，放入沙罐内，炭火煅，候烟尽，以矾枯为度，研细加普鲁卡因粉 15 克，雄黄 3 克，炉甘石 6 克，同研极细末，装瓷瓶内，愈陈愈好，刺激性愈少。

(4) 用法:先用药棉或棉纸隔开好肉,用枯痔散、水调如浆(亦可用麻油调);涂在痔疮上,勿碰好肉,外衬棉垫,吸收血水,每日敷药 1 次。待痔疮变黑枯干(涂 6～10 日即会变枯黑),停用枯痔散,改用玉红膏加木鳖子散 1/3 调匀,敷贴数日后即脱落,脱落后敷玉红膏以生肌收口。

2) 方 2

(1) 方名:枯痔药丁。

(2) 效用:同枯痔散。

(3) 药物:即枯痔散用糯糊少许,搓成棒状,如火柴棒 1/2 粗,两端要尖,晒干即成。

(4) 用法:先将痔疮洗净用药丁插入至痔核近根部,即与直肠呈平行方向平插进少许,即将露在痔外的多余的药丁摘断,痔小者可插三四根,大者可插七八根,敷玉红膏加普鲁卡因粉,每 5～6 日,插药 1 次,一般插 1～2 次即能枯去,枯去后用玉红膏生肌收口。

3. 水针

(1) 取穴:承山。

(2) 效用:治痔疮疼痛。

(3) 用法:每穴用哌替啶(度冷丁)0.05 毫升加普鲁卡因 0.25 毫升注入。

(四) 注意事项

(1) 忌烟、酒、辛辣、刺激性食物。

(2) 尽量多卧。

(3) 每次用枯痔药后 12 小时内勿小便。

(4) 如用枯痔药后发生恶心呕吐、头痛头晕、心烦口渴等现象,应即停止应用,此为砒的毒性反应。

十五、瘘管

（一）病因

（1）痈疽切开后或其自溃,脓液未净,日久成为窦道。

（2）痈疽溃后,气血本虚,不能生肌收口,日久成瘘。

（二）症状

凡疮口久不收口,脓水日流不绝。

（三）治疗

1. 外治

（1）挂线疗法:适应于瘘管横斜或弯曲而不深入内腔者。

方法:用探针穿上橡皮线,从疮口的一端探至另一端疮口串出,将皮肤切开,再将橡皮线扣紧即可。如无第 2 个口可开,3～4 日后,可用剪刀割开。如不割开挂线十余天后亦能挂开。

（2）腐蚀法:适应瘘管端直而深入者:①瘘管壁坚硬者用三品一条枪塞于瘘管内,每日 1 次,15 日左右,漏管蚀去,疮口扩大,改用纸捻蘸 50％红丹粉纳入疮内,15 日后,再用桃花散、清凉散（各等分）（碘仿粉亦可）以作收口。②如漏管不坚硬者,可用纸捻蘸 50％红升粉纳入疮口内,每日 1 次,15 日后疮口扩大,改用桃花散、清凉散（用碘仿粉）以作收口。

2. 内服

(1) 保元汤：

党　参 15 克　　　　黄　芪 15 克　　　　归　身 9 克

甘　草 3 克　　　　熟　地 15 克

(2) 小金丹：每服 3 粒，每日二服。

(四) 注意事项

(1) 忌葱、大蒜、海腥、猪肠、酒辣等物。

(2) 禁房事。

十六、脐疮(脐炎)

(一) 病因

此乃由水湿感染于脐中所致。

(二) 症状

大多生于婴儿落脐以后，脐中出水。

(三) 治疗

滑　石 30 克　　　　黄　连 9 克　　　　枯　矾 6 克

冰　片 1.5 克

上药共研细末，敷于脐中，每日 3 次。如果脐红且肿者，宜先敷蜜调
铁箍散，每日 3 次，待红肿退后，再上药粉。

（四）注意事项

脐中不能用水洗，只能用干药棉轻轻拭之，本品为外用药不可入口。

十七、瘰疬（颈淋巴结核）

（一）病因

此乃由于身体虚弱，湿痰阻滞于颈部的少阳经脉而生。

（二）症状

生于颈项，有核在于筋肉，推之有活动感，由一颗而逐渐增至数颗，甚至延及腋胸，溃烂之后不易收口而形成瘘管。

（三）治疗

1. 外治

（1）未溃者用阴发散膏敷之，每日 1 次。

（2）已溃者用消管膏贴之，隔日 1 次，消去瘘管或死肌后，改搽桃花散、清凉散、九一丹（等分）于疮口内，外盖玉红膏，每日 1 次。

2. 内服

加减海藻玉壶汤。

甲　片 9 克	海　藻 9 克	僵　蚕 9 克
昆　布 9 克	白芥子 6 克	荆　芥 6 克
防　风 6 克	浙贝母 9 克	夏枯草 9 克

白　芷6克　　　　川　芎6克　　　　胆　星9克

煎服,每日1剂。

体虚者加当归9克,党参9克,首乌9克,熟地9克;有热度者加黄芩9克,柴胡6克,山栀9克;用于孕妇时除去甲片。

(四)注意事项

(1)禁房事。

(2)忌海腥、酒、辣等发物。

第七章　西医外科疾病中医疗法

一、肠痈（阑尾炎）

（一）病因

肠痈形成原因可分为下列几点：

（1）饮食不节、如高粱厚味，过食生冷。

（2）劳倦，暴急奔走。

（3）不适寒温。

（4）喜怒无度，七情所伤。

（5）产后瘀血蓄积。

由于上述原因引致肠内壅滞不通，湿热气滞，瘀血凝结，醖酿成痈，久之血肉腐败化脓。

（二）症状

右下腹隐隐作痛，初起发热恶风，右侧腹痛拒按，小便自调，右足曲而不伸，发热不高，脉迟紧者未有脓，脉数者微有脓，脉洪数发热高者已有脓,甚者腹胀大,或转侧有水声,为脓溃弥漫所致。

(1) 肠中壅塞,气血凝结为里证。

(2) 痛而拒按为实证。

(3) 脉数发热为阳热证。

(三) 治疗

本病属阳、热、里、实之证,可用通腑开结化瘀清热的方法治疗,有内服或针灸及内服针灸综合等治疗方法。

1. 方1

(1) 方名:肠痈汤。

(2) 效用:通腑、开结、化瘀、清热。

(3) 药方:

丹　皮 9 克	紫花地丁 9 克	银　花 9 克
冬瓜子 15 克	败酱草 15 克	桃　仁 9 克
制乳没(各)6 克	延胡索 9 克	连　翘 9 克
薏苡仁 15 克	红　藤 30 克	带皮槟榔 9 克
黑白丑(各)15 克	广木香 6 克	

(4) 随症加减:

① 热重者证见苔黄大便燥或秘者加大黄 9 克(泻热开结通腑)、元明粉 9 克(清热去实软坚荡积)。

② 有恶心呕吐者加藿香 9 克(正气降逆)、砂蔻仁 5 克,各打后下(理气和胃止呕吐)。

③ 发热或高热者加川连 3 克(清热解毒),黄芩 9 克(清热)。

④ 口渴甚者加花粉 9 克(生津止渴且有解毒之功),鲜石斛 30 克

（清热生津）。

⑤ 大便脓血者加生黄芪 15 克（生肌排脓外科之药,且有补益之功）,白芷 9 克（排毒止痛）。

⑥ 有肿块者加甲片 9 克（善消痈疽之坚硬）。

⑦ 舌苔厚腻者加厚朴 6 克（燥湿,宽中理气）,苍术 6 克（湿浊内蕴,胃呆少纳）。

⑧ 身体虚弱或年老体衰而又需要用下药者加党参 15 克（补益元气）,生黄芪 15 克（补气扶正）。

⑨ 四肢寒冷,脉细弱而数者,为阳气微,加制附子 3 克（扶阳救逆）。

（5）服法:日服 1 剂,水煎服。一般服药 4 剂后症状可减轻或消失,以后视症状轻重,酌情继续服药与否。

2. 方 2

慢性肠痈及有包块者先服汤药 4 剂,再接服肠痈丸,每饭前 1 小时服用,温开水送下,每日 3 服,20 日后,视病情再酌情继续服丸与否。

（1）方名:肠痈丸。

（2）功用:通腑、开结、化瘀、排毒。

（3）组成:

木　香 30 克	槟　榔 30 克	制乳没^(各)15 克

木　香 30 克　　　　槟　榔 30 克　　　　制乳没^(各)15 克

炙甲片 30 克　　　　延胡索 30 克　　　　桃　仁 30 克

银　花 30 克　　　　焦枳实 30 克　　　　薏苡仁 30 克

黑白丑^(各)30 克　　　败酱草 30 克　　　　焦山楂 30 克

（4）制法:共研细末,水泛为丸,每服 5 克,每日 3 服。上方为 1 剂药丸的分量,约可服用 40 日。

3. 针灸疗法

(1) 主穴:阑尾穴,穴位外膝眼下 5 寸左右之压痛点,为治疗肠痈的特效穴,本穴属足阳明胃经,故对胃肠道有开结化瘀之作用。

足三里:穴在外膝眼下 3 寸,为足阳明胃经之合土穴,有通腑清热之作用,且有强身之效。

(2) 手法:泻法,用重的捻转术,捻插时针尖略向上,即"迎则泻之"的意思。每针出针时分三部捻转(三部:地部→人部→天部),提出出针后不必扪穴。

(3) 针刺深浅:1 寸。

(4) 留针时间及针刺间歇:留针 2 小时,每 15 分钟加手法一次. 每 8 小时施针一次,如以后症状减轻则留针时间及针刺次数相应逐渐减少(晚间如患者熟睡时半夜 12 时→次晨 6 时不给予施针)。

(5) 针具规格:28 号粗针。

(6) 随症加穴:

① 腹部压痛肌痉明显,体温较高而汗出者加内庭;在足次趾本节之前,中次趾中间趾合缝处取之,为足阳明胃经荥水穴,有清热之功:针深 3 分,针尖向足背,留针时间同主穴。复溜,在内踝骨后太溪穴外侧筋腿直上 2 寸取之,有退热止汗之功、针 3～5 分深,留针时间同主穴。

② 腹痛甚者加天枢(右侧)穴,在脐旁 2 寸,为大肠之募穴,凡肠中一切疾患皆能取之,针 5 分至 1 寸,留针 10 分钟。腹部压痛处用铁箍散蜜调湿敷痛处。每日如此操作一次直至压痛减轻或消失。

③ 有肿块者在肿块中心上用艾条温灸 15 分钟,温灸后用铁箍散、阴发散各等分蜜调敷于肿块处,每日 1 次。

④ 腹痛已解而有腹胀腰酸者加大肠俞,穴在第 4 腰椎旁开 1 寸 5 分

约二横指处为大肠的俞穴,主治肠鸣、气胀、腰酸、大便不正常,针 5 分深。次髎穴在第二骶骨孔,主治肠鸣泄泻、腹中不温,针 5 分深,两穴俱温针 2 壮,每日 1 次,1～2 日即可。

(四) 注意事项

(1) 卧床休息。

(2) 一般给半流质饮食,重症者给予流质饮食。

(3) 必要时可给予补液、抗生素等治疗。

(4) 出院后休息 7 日,恢复轻度工作需 2 周。

(5) 白细胞分类计数开始时每日 2 次,症状改善后可每日 1 次。

(6) 随访 2 次,第 1 次相隔 1 月,第 2 次相隔 2 月,共 3 个月时间。

二、肺痈(肺脓疡)

(一) 病因

(1) 由外感风寒及痰浊蕴积肺脏所致。

(2) 由于素食辛热或饮酒,致燥热伤肺所致。

(二) 症状

初起寒热,逐渐增高,咳嗽频作,口中干燥,咳则胸中隐隐作痛,胸中甲错,浊痰如脓,咯血痰臭。

（三）治疗

1. 内服

（1）方名：加味苇茎汤。

（2）效用：清肺、排脓、止血。

（3）药物：

鱼腥草 30 克　　　　川贝粉 6 克　　　　鲜芦根⁽去节⁾1 支

桃杏仁⁽各⁾9 克　　　　薏苡仁 30 克　　　　桔　梗 6 克

葶苈子 6 克　　　　　马兜铃 9 克　　　　阿胶珠 9 克

蒲黄炭⁽包煎⁾9 克　　　丝瓜络 9 克

（4）服法：水煎，饭后服。

2. 外治

（1）取穴：孔最、尺泽、肺俞、心俞。

（2）效用：清热保肺。

（3）方法：每次用穴位注射抗生素用量的 2/10 与 1％普鲁卡因 4 毫升，每穴位 0.5 毫升，每日早晚各 1 次。

（四）注意事项

（1）枕头要高些。

（2）绝对静卧。

（3）可多吃性凉补肺的食物，如百合绿豆汤，薏苡仁粥等。

（4）忌食腥辣、烟酒、刺激等物。

三、右胁痛(胆囊炎)

(一)病因

本病大抵由脾失健运湿热遏于胆囊;胆汁为湿热所郁,郁则炎生。

(二)症状

初起轻时仅右上腹感觉疼痛,食饮气管,消化不良,低度发热,严重者右上腹疼痛剧烈,且右上腹肌肉紧张,发高热并恶心呕吐以及腹胀。

(三)治疗

1. 内服

(1)方名:金钱疏胆汤。

(2)效用:清胆和肝、利气止痛。

(3)药物:

金钱草 15 克	茵　陈 15 克	山　栀 9 克
柴　胡 9 克	黄　芩 9 克	银　花 9 克
紫花地丁 9 克	川　连 3 克	青　皮 6 克
香　附 9 克	赤　芍 9 克	木　香 9 克
枳　实 9 克		

(4)用法:水煎,饭前 1 小时服用,每日 1 剂。

2. 外治

在胆囊疼痛处外敷铁箍散(蜜调),每日换药 2 次。

3. 水针

（1）取穴：足三里、阳陵泉。

（2）效用：消炎止痛。

（3）方法：用 1％普鲁卡因 2 毫升加 95％乙醇 2 毫升或青霉素 10 万单位 2 毫升，每穴注入 1 毫升，每日 1 次。青霉素需先做皮试。

（四）注意事项

（1）除饮少量水外，不进饮食。

（2）予以胃肠减压及肛门排气，至急性症状消失后，已无腹胀为止。

四、胆石症

（一）病因

由于饮食不清，内滞肠胃而生湿热。浸入于胆，郁结阻塞，以致为病，如《诸病源候论》说："气水饮停滞结成癖，因热气相搏则郁蒸不散，故胁下痞而身发黄色为癖黄。"

（二）症状

发作时其主要症状为右上腹或心窝下剧疼痞胀拒按，其痛甚至放射后背肩胛或前胸等处，伴有黄疸、寒热、恶心、呕吐、口苦脉数等症状。X线胆囊平片或造影片（必要时做分层摄片）可作为确诊的参考。

（三）治疗

1. 内服

本病因湿热郁结脾胃，侵入于胆所致，病属里实的症状，所以用攻消法治之。

（1）方名：疏中化石汤。

（2）效用：清肝胆湿热，攻消有形之物，适应于胆囊结石症。

（3）药物：

大金钱 30 克	郁　金 9 克	木　香 6 克
茵　陈 15 克	槟　榔 9 克	延胡索 9 克
香　附 9 克	枳　实 9 克	大　黄 9 克
芒　硝(冲服)9 克	皮　硝 3 克	火　硝 3 克

（4）用法：水煎，每日 1 剂。体壮者每日可服 2 剂，即上午 1 剂、下午 1 剂。将疏中化石汤的药物研末为丸，每服一钱，每日 3 服也可以汤药与药丸同时并进，使体内药物含量保持一定浓度，一直服至 X 线片检查无结石为止。

（5）随症施治：①发热者加川连 6 克，黄芩 9 克。②黄疸较重者加黄柏 9 克。③痛甚者加沉香 3 克。④体虚脉弱者加党参 9 克，但大黄、芒硝分量应适当减轻。

2. 针灸（或水针）

（1）取穴：足三里、阳陵泉。

（2）效用：当结石经胆道排出时而发生剧烈疼痛时，针灸有止痛消炎，加速排石作用。

（3）方法：①针深 8 分至 1 寸，旋捻刺激，留针 1 小时，每 15 分钟加手法一次,去针后在天应穴处拔火罐,留罐 10～20 分钟,留罐时由患者自己用手将火罐轻轻摆动,每日 1 次。②水针,取穴如上,每穴用 1‰普鲁卡因 0.5 毫升加 95％乙醇 0.5 毫升,注入穴位内。如有剧痛,再加哌替啶 0.05 毫升,每日 1 次。

五、胆道蛔虫症

(一) 病因

本病乃由于蛔虫窜入胆道所致。

(二) 症状

剑突下剧烈绞痛,反复发作,恶心或呕吐,平日有蛔虫吐出,或排出蛔虫,大便检查有蛔虫卵。X 线摄片可见蛔虫阴影,可作为更可靠的确诊依据。

(三) 治疗

1. 方名

驱蛔汤。

2. 效用

驱除蛔虫,适应消化道蛔虫症。

3. 药物

使君肉 9 克　　　　　炒槟榔 15 克　　　　枳　实 9 克

花　椒 1.5 克　　　　乌梅肉 15 克　　　　　芜　荑 9 克

甘　草 6 克　　　　香榧子 9 克

4. 用法

水煎药 3 次，每饭前 1 小时服药 1 次，每日服药 3 次。

（四）注意事项

（1）忌吃花生、芝麻、油茶等香味食品。

（2）平日一定要养成饭前便后洗手的习惯。

六、大脚风（橡皮肿）

（一）病因

此乃湿浊内侵腿部血络，致血络受阻，湿浊不行所致。

（二）症状

两腿逐年累月渐大肿胀，坚硬木重，皮肤粗糙，腿上汗毛变硬如橡皮状态，行路不便，乏力气促。

（三）治疗

1. 内服

（1）方名：祛湿消肿汤（丸）。

（2）效用：祛湿、杀虫、利水、消肿。

（3）药物：

黑白丑^(各)15 克	槟　榔 15 克	苍　术 9 克
木　瓜 9 克	茯苓皮 15 克	萆　薢 9 克
滑　石 30 克	薏苡仁 15 克	独　活 9 克
怀牛膝 9 克	威灵仙 9 克	桑寄生 9 克
赤猪苓^(各)9 克	炒黄柏 9 克	葫芦壳 15 克

（4）用法：水煎，饭前服用，或将上药研成细末，水泛为丸，每饭前
1 小时开水送服 2 钱，每日 3 服。

2. 外治

（1）在肿胀处用三棱针每隔 1 寸距离刺一下任其出血，每日针刺
1 次。

（2）外敷：①方名：祛湿消肿散。②效用：清热、祛湿、逐水、消肿。

（3）药物：

黑白丑^(各)60 克	皮　硝 30 克	槟　榔 30 克
黄　柏 30 克	生　军 30 克	生半夏 30 克
生南星 30 克		

（4）用法：共研细末，蜜糖调敷肿胀处，每日 1 次。在针刺后敷。

3. 洗方

明皂 30 克泡水洗脚，每天可先洗脚，然后针刺再敷药。

（四）注意事项

（1）不宜多走或体力劳动。

（2）不宜在阳光下暴晒。

（3）不要着污水。

（4）忌热性食品，如酒、辣、羊肉、发膻等食品。

七、单臌胀(腹水)

(一) 病因

(1) 由晚期血吸虫病肝硬化引起,乃肝木相乘脾土,脾虚不生精微而为之水湿,内停隧道,遂成胀满。

(2) 七情内伤,饮食失节,房劳致虚,胃虽纳食,脾不运化,湿气内停所致,以上二因,皆因脾虚水湿内停,《内经》说:"诸湿肿满,皆属于脾。"

(二) 症状

腹胀如鼓,小便短少,大便不畅,或燥,或溏,肢体日瘦,故又称蜘蛛臌。

(三) 治疗

1. 内服

(1) 方名:消水苓皮饮。

(2) 效用:健脾利水,一切水肿都可适用。

(3) 药物:

白　术 15 克	茯苓皮 15 克	葫芦壳 15 克
炒车前^(包煎) 15 克	泽　泻 15 克	姜　衣 3 克
猪　苓 15 克	甲　片 9 克	红　花 9 克
桃　仁 9 克	炒水蛭 3 克	三　棱 9 克
莪　术 9 克	归　尾 9 克	

（4）随症施治：①大便闭少,脉实有力者,加十枣丸三分吞服。②阳虚形寒,便溏泄,舌淡,苔白,脉无力者,加制附块 3 克,党参 15 克。③阴虚内热,舌红,苔光,脉沉细者,加大生地 15 克,党参 15 克。④经霜葫芦煅炭研末,每服 1 钱,淡陈酒调服,每日 2 次,不论虚实都可服用。

2. 外治

用鲜商陆根一两捣烂,加寸香 1 分贴脐中,外以胶布覆之,引水下行。

3. 针灸

（1）取穴：①水分(灸)、中极、三阴交。②神阙(灸)、关元、阴陵泉。

（2）方法：①与②组穴位,每天交替轮用(灸),每次隔姜灸 5 壮。"针"可用水针法,每次汞撒利(撒利汞)0.1 毫升注入穴位。

（3）备用穴：肾俞、膀胱俞,亦可用水针。

（四）注意事项

（1）忌盐,即使腹水退后,亦应忌盐 4 个月。

（2）病初愈亦应休息 2 个月。

八、脑震荡后遗症

（一）病因

此乃由于跌扑撞击或从高处坠下,头脑受到震伤或扭伤以后而导致。

（二）症状

头痛、头晕不能用脑力,耳鸣目花,少寐乏力,甚者肢体瘫痪,小便失禁或发生癫痫症状。

（三）治疗

1. 内服

（1）方名:脑震荡汤。

（2）效用:安神养脑,不论新病旧病,凡头痛脑晕,耳鸣乏力,都适用之。

（3）药物:

天 麻9克	川 芎9克	熟 地9克
党 参9克	黄 芪9克	归 头9克
苍耳子9克	白 芷9克	蔓荆子9克
石决明30克	羌 活6克	沙 苑9克

（4）随症施治:①失眠者加朱茯神(苓)12克,炒枣仁15克。②有疼痛症状者加龙齿30克,菖蒲9克,竺黄9克。③尿失禁症者加补骨脂9克(炒),桑螵蛸15克,升麻3克。④瘫痪症者加伸筋草15克,桑寄生9克,独活9克,川断9克。⑤新病者,上方除归头加当归9克,桃仁9克,地鳖虫9克(以化头脑部残留瘀血)。

2. 外治

如新病而头部疼痛者,应将痛处头发剃除,在疼痛或红肿处敷铁箍散2/3加阴发散1/3和匀蜜调敷,每日敷药2次。

3. 针灸

（1）主穴：百会、风池、四关。

（2）效用：安神养脑，头痛脑晕，镇静疗痛。

（3）方法：用旋捻进针法，刺激要轻，留针 15 分钟，留针时加手法一次（刺激要轻）。

（4）随症施治：①耳鸣者加听宫穴。②头胀者加太阳穴。③失眠者加三阴交穴。④痫状者加风府穴。⑤尿失禁者加中极或肾俞穴。⑥瘫痪者：上肢加肩髃、曲池、少海穴，下肢加环跳、阴阳陵泉、丘墟、内外膝眼穴。

（四）注意事项

（1）在新病 1 月内绝对静卧。

（2）在治疗时期应给以适当休养，待症状基本消除后，才可逐渐恢复工作。

（3）避免精神刺激。

九、气瘿（甲状腺肿大）

（一）病因

本病大多因内伤七情，湿痰停滞，以致气血荣卫郁滞，或因山岗水气偏胜所致，为地方性疾病。

（二）症状

结喉之间气结如胞，大多柔软，随喜怒消长，甚则饮食咽碍，呼吸气促,或神志不宁,或眼突恶呕。

（三）治疗

1. 内服

（1）方名:四海舒郁汤(丸)。

（2）效用:消瘿化痰和郁。

（3）药物:

青木香 9 克	陈　皮 9 克	蛤　壳 9 克
海　带 9 克	海　藻 9 克	昆　布 9 克
海螵蛸 9 克		

（4）服法:煎服,每日 1 剂,或将上药研细末,水泛为丸,每服 3 钱,开水送下,每日 3 服。

2. 外治

（1）方名:四麻散。

（2）效用:化痰消散。

（3）药物:

生南星 30 克	生半夏 30 克	猪牙皂 30 克
细　辛 30 克	生川草乌^(各)30 克	

（4）用法:共研细末,蜜醋各半调成糊状敷之,每日换药一次。

3. 灸

（1）取穴:合谷、曲池、足三里、天突、廉泉、风池、天应穴。

（2）方法:捻转进针,中等刺激,留针 20 分钟,每日 1 次。

（四）注意事项

（1）平日用海带或紫菜或苔条佐食。

（2）不宜多用力气或多讲话。

（3）精神应舒畅。

十、失血（消化道出血）

（一）病因

由于瘀血或积食内蕴脾胃与肠道，日久使血络损伤而出血。

（二）症状

脘腹部作痛，大便泻血（或吐血），身热口渴，脉细数，舌红而干，最后可虚脱而死。

（三）治疗

1. 内服

（1）方名：益气固血汤。

（2）效用：益气固血，适应便血吐血。

（3）药物：

参三七粉（分二次吞服）6 克	当归炭 9 克	熟　地 9 克
地榆炭 9 克	槐花炭 9 克	陈棕炭 9 克
阿胶珠 9 克	黄　芪 5 克	党　参 15 克

鲜生地 30 克　　　　　丹皮炭 9 克　　　　大小蓟炭^(各)9 克

煅龙牡^(各)30 克

（4）用法：水煎服。

2．水针

（1）取穴：足三里、三阴交。

（2）效用：止肠胃出血。

（3）方法：用仙鹤草素 2 毫升加 1％普鲁卡因 2 毫升，每穴注入 1 毫升，每日 1 次。

（四）注意事项

（1）静卧少动。

（2）忌吃太热和不易消化的食物，宜食用稍冷的流质饮食。

（3）忌吃烟酒等刺激物品。

十一、痞块（脾肿大）

（一）病因

由于痰积死血阻塞于脾血络，使脾脏逐渐增大所致。

（二）症状

在左肋弓下缘有硬块状，按之在腹内，但胁肋痞满不舒而无疼痛感觉，或腹胀，或泄泻，或消化不良，肢体日瘦，腹部见大，甚至恶寒潮热，痞满呕吐。

（三）治疗

以化瘀消散为主。

1. 内服

（1）方名：消痞饮。

（2）效用：软坚、消散、化瘀。

（3）药物：

炒水红花子 9 克	炒水蛭 6 克	炒地鳖虫 9 克
三　棱 9 克	莪　术 9 克	归　尾 9 克
桃　仁 9 克	甲　片 9 克	鳖　甲 15 克
枳　实 9 克	延胡索 9 克	红　花 9 克

（4）随症兼治：①体虚血少者加党参 15 克，黄芪 15 克，熟地 15 克，当归 9 克（除归尾）。②腹胀有水者加葫芦壳 15 克，大腹绒 9 克，炒车前子 15 克，冬瓜皮 15 克，黑白丑^(各) 15 克，茯苓皮 15 克。

2. 外治

（1）方名：消痞散。

（2）效用：软坚消散一切硬块。

（3）药物：

水红花子 30 克	生川草乌^(各) 15 克	皮　硝 30 克
甲　片 30 克	桃　仁 15 克	樟　脑 15 克
脑　砂 9 克	白芥子 15 克	生白附子 9 克
三　棱 15 克	王不留行 15 克	生南星 15 克
生半夏 15 克	地鳖虫 15 克	延胡索 15 克
黑白丑^(各) 30 克	梅　片 10 克	麝　香 0.9 克

共研细末。

（4）用法：用蜜糖与米醋各等量混在一起调成蜜醋，将消痞散用蜜醋调成厚糊状敷于痞块上，盖以纱布，再用热水袋盛热水按于敷药之上每日换药1次。

（四）注意事项

（1）有腹水者忌盐，平时宜低盐。

（2）禁食生冷、肥肉、酒辣。

（3）内服药应在饭前2小时服用。

（4）外用敷药第1天敷后，到第2天将药加些蜜醋，仍可以敷，第3天仍可加蜜醋敷，用到第4天则换新鲜药粉，这样可节约用药。

十二、脱疽（栓塞性脉管炎）

（一）病因

本病大多由于湿冻或火毒内积，致血脉栓塞而不能周流，形成脱疽，本病多发于四肢指端，而以下肢发病者较为多见。

（二）症状

初起感觉足趾或小腿酸痛麻木，或发冷，局部热感。干性的发枯黑，湿性的发青紫，皮肤有水泡，酸痛增剧，感染后有严重的发炎现象。最后趾（指）端坏死，甚者可因毒血症而死亡。

（三）治疗

1. 内服

（1）方名：加味四妙勇安汤。

（2）效用：疏通血脉，清解血毒。

（3）药物：

归　尾 15 克	红　花 15 克	甲　片 9 克
赤　芍 9 克	元　参 15 克	银　花 15 克
生　草 6 克	制乳没^(各) 6 克	炒地鳖虫 9 克
桃　仁 9 克		

（4）用法：水煎，每日 1 剂，生于上肢者饭后服，生于下肢者饭前服。

（5）随症施治：①生于下肢者加怀牛膝 15 克。②形寒，脉迟细，舌苔白者加附片 3 克，肉桂 1.5 克，陈酒 50 克。③严重发炎者加紫花地丁 9 克，菊花 9 克，银花 18 克，赤芍 18 克，元参 18 克。

2. 外治

（1）方名：一号洗方。

（2）效用：疏通血脉，适应脱疽未溃黑时。

（3）药物：

艾　叶 30 克	生　姜 30 克	归　尾 15 克
桂　枝 15 克	苏　木 15 克	麻　黄 15 克
地鳖虫 15 克	桃　仁 9 克	生川草乌^(各) 15 克
独　活 15 克	桑寄生 30 克	白附子 15 克

（4）用法：将药先用水 1000 毫升煎沸，再加陈酒 1000 毫升兑入，每日上下午各洗浸 1 次。配一次药可用一个星期。

（5）说明：如指已黑溃烂，敷玉红膏或考虑截指。用乌拉草捣软裹患肢。

3. 针灸

（1）取穴：上肢：八邪、曲池、外关。下肢：八风、足三里、承山。

（2）效用：疏通血脉。

（3）方法：捻转进针，温针 2 壮，每日或隔日针灸 1 次。

（四）注意事项

（1）患肢保暖。

（2）忌食生、冷、烟、酒、辣物。

（3）每天可做适当运动。

十三、乳疽、乳岩未溃（乳房肿块）

（一）病因

由于肝气郁结于乳房，经络痞塞，结聚成核。

（二）症状

初起如豆大，渐若棋子，不红不肿，不疼不痒，或有乳胀，逐年长大如盘碗状，始生疼痛，痛甚难忍，日后渐溃，若溃则深如岩穴凸，如泛莲，出血而臭，至死。

（三）治疗

1. 内服

（1）方名：加味瓜蒌汤。

（2）效用：消块软坚，凡乳中硬核者皆可服用。

（3）药物：

全瓜蒌 15 克	蒲公英 15 克	橘　核 9 克
山慈姑 9 克	浙贝母 15 克	夏枯草 9 克
枸橘李 9 克	甲　片 9 克	皂角刺 9 克
青　皮 9 克	茜草根 15 克	鹿角霜 15 克
川楝子 15 克		

（4）服法：水煎，每饭后半小时服用。

（5）其他：早服小金丹 1 粒，陈酒送服；夜服枸橘李粉 2 钱，陈酒送服；或将枸橘李粉水泛为丸服更好。

2. 外治

（1）先取醋 500 克盛于铜勺内烧热，肿块上放草纸 4 层，隔纸热熨 30 分钟，然后敷药，每日早晚各熨 1 次。

（2）用阴发散蜜醋调敷。

（四）注意事项

（1）宜静心休养，切忌动怒。

（2）忌食羊肉、鹅肉、海腥、酒、辣、烟、蒜、韭。

（3）尽量少劳动，多休息。

十四、水疝(阴囊水肿)

(一)病因

水疝乃由水湿下注,膀胱气化失调而成。

(二)症状

阴囊水肿,皮色光亮,无热、红,但觉胀痛。

(三)治疗

1. 内服

以利水行湿为主。

(1)方名:车前萆薢汤。

(2)效用:利水祛湿,使水湿从小便而出。

(3)药物:

炒车前 15 克	泽　泻 15 克	萆　薢 15 克
瓜蒌皮 9 克	丝瓜络 9 克	肉　桂 1.5 克
川楝子 9 克	木　通 9 克	昆　布 9 克
炒黄柏 9 克		

(4)服法:水煎,饭前服药。

2. 外治

(1)用手推开睾丸,再用三棱针或 12 号注射针头刺破阴囊皮以放其水。

（2）针刺破皮后，用滑石粉袋放在阴囊下面，以收其水。

3. 针灸

（1）取穴：三阴交、太冲。

（2）作用：利水治疝。

（3）用强刺激手法，留针20分种。如水针，可用利撒汞0.2毫升加0.5％普鲁卡因1.8毫升。每穴注入0.5毫升。

（四）注意事项

（1）少走路。

（2）饮食应忌盐或少盐。

十五、偏疝（鞘膜积水）

（一）病因

因肾气虚枯，水湿痰瘀下聚，流于肝经所致，或醉饱远行，房劳忿怒，涉水处湿，亦能引发。

（二）症状

睾丸肿胀硬结，且有酸痛，引至少腹。

（三）治疗

1. 内服

（1）方名：茴香荔枝汤。

（2）效用：疝气偏坠，睾丸胀痛。

（3）药物：

大小茴香^(各)30 克	淡吴萸 3 克	葫芦巴 9 克
猪　苓 15 克	赤　苓 15 克	瞿　麦 15 克
车前子 15 克	木　香 6 克	滑　石 30 克
甘草梢 6 克	昆　布 9 克	泽　泻 15 克
荔　枝 15 克	川楝子 9 克	

水煎，饭前服用。

2. 外治

用铁箍散 1/2 和阴发散 1/2 蜜调敷，每日 1 次。

3. 针灸

（1）取穴：太冲，三阴交，横骨。

（2）效用：运肝经水湿。

（3）方法：温针二壮，每日 1 次。

（四）注意事项

（1）用布将阴囊托起。

（2）禁劳动及房事。

（3）忌食生冷物品。

十六、痄腮（腮腺炎）

（一）病因

此以风与痰上扰少阳经和阳明经而形成，尤其是在冬春季节寒湿失常,更易感发传染,故又称时毒痄腮。

（二）症状

两腮部初起腮肿,寒热往来,但化脓者较少见,一般以小儿为多见。

（三）治疗

1. 内服

（1）方名:普济消毒饮。

（2）效用:消炎退肿,凉血解毒。

（3）药物:

连　翘 9 克	牛蒡子 9 克	马　勃 6 克
板蓝根 15 克	升　麻 3 克	僵　蚕 9 克
陈　皮 6 克	元　参 9 克	甘　草 3 克
紫花地丁 9 克	黄　芩 9 克	黄　连 3 克

（4）用法:水煎,饭后 1 小时服用。

（5）随症施治:①大便燥结者加大黄 9 克,芒硝 9 克以利为度。②口渴者加花粉 9 克。

2. 外治

铁箍散 2/3 和四麻散 1/3 和匀用蜜调敷,每日 3 次。

3. 针灸水针

（1）取穴:合谷、颊车、翳风。

（2）效用:消炎、退肿、止痛。

（3）方法:①针类:捻转进针,中等刺激,捻转退针,不按孔。②水针:用1%普鲁卡因2毫升加青霉素4万单位1毫升,每穴注入0.5毫升,每日1次。应先做青霉素皮试。

(四) 注意事项

(1) 卧床休息。

(2) 进食半流质饮食,多饮水,常漱口。

(3) 可吃凉性饮食,忌吃海腥、鱼、肉、蒜、韭等发物。

第八章 外科疾病术后常见症状处理

一、术后消炎止痛

（一）病因

大多由于感染引起。

（二）症状

切口处有痛、红肿伴发热。

（三）治疗

1. 内服

（1）方名:消炎汤。

（2）效用:消炎止痛,并有预防发炎作用。

（3）药物:

银　花 9 克　　　　芙蓉叶 9 克　　　　紫花地丁 9 克
生甘草 3 克　　　　丹　皮 9 克　　　　赤　芍 9 克

连　翘9克　　　　川　连3克　　　　山　栀9克

制乳没（各）3克

随症加减：头面部加苍耳子9克，四肢部加桑枝15克，胸部加桔梗6克，腹部加腹皮9克，下肢部加怀牛膝9克。

2. 水针

1）取穴

（1）头面：合谷、足三里。

（2）胸腔部：合谷、内关。

（3）上肢：大椎、合谷。

（4）下肢：大椎、足三里。

（5）胃次全切除：足三里、合谷。

（6）肠切除：足三里、上巨虚。

（7）脾切除：足三里、三阴交。

（8）阑尾切除：足三里、阑尾穴。

（9）疝修补：太冲、三阴交。

（10）乳房手术：内庭、合谷。

（11）胆囊手术：足三里、阳陵泉。

（12）甲状腺术：内关、合谷。

（13）蜂窝织炎、多发性脓肿：合谷、足三里、大椎、血海。

（14）肺切除：孔最、肺俞。

（15）尿道膀胱术：三阴交、太冲。

（16）膀胱炎：三阴交、中极。

（17）肾手术：委中、绝骨、三阴交。

2) 效用:消炎止痛,预防发炎等作用。

3) 方法:根据炎症轻重程度不同,用非穴位注射量的 1/10～1/2 注入穴位,如作预防消炎者,用非穴位注射的药量 1/10～1/5,每次注入 0.5～1 毫升,如欲止痛,取穴方法同上。

4) 用药

(1) 消炎:抗生素加适应生理盐水或 5％普鲁卡因。

(2) 止痛:用哌替啶加适量 10％普鲁卡因。

(四) 注意事项

(1) 忌食海腥、蒜、韭、酒、辣等物。

(2) 多卧少动。

(3) 必要时加敷局部外用药物。

二、术后发热

(一) 病因

此乃由于术后阴阳不和,导致阴虚阳盛所致。

(二) 症状

其热不太高,一般在 38℃左右,热势持续不退,头胀乏力,口干溲黄,舌质鲜红,脉象细数。

（三）治疗

1. 内服

（1）方名：扶阳清热汤。

（2）作用：清里热不退，有养阴作用。

（3）药物：

鳖血炒柴胡 6 克	地骨皮 15 克	青　蒿 9 克
细生地 15 克	黄　芩 9 克	炙鳖甲 15 克
元　参 9 克	秦　艽 9 克	白　芍 9 克

（4）随症施治：有外感热势高涨，头痛脉浮数苔薄白者，加豆豉 15 克，连翘 9 克，薄荷 5 克；因刀口瘀热引起其切口附近周围有燉痛的感觉，除白芍，加赤芍 9 克，银花 9 克，紫花地丁 9 克；便秘者加火麻仁 15 克。

2. 针灸

（1）穴位：大椎、合谷、三阴交。

（2）效用：清阳分之热，扶阴分之亏。

（3）方法：先取三阴交用补法，后取大椎、合谷清热用泻法，每日 1 次。

三、术后呃逆

（一）病因

此乃由于胃肠手术后中气不和，气逆于上所致。

（二）症状

呃逆即古称"哕"。张景岳说："哕本呃逆"，出口有声，声短即止。

（三）治疗

1. 内服

（1）方名：加味橘皮竹茹汤。

（2）效用：和胃顺气。

（3）药物：

| 陈　皮9克 | 党　参9克 | 竹　茹9克 |
| 生　姜2片 | 炙甘草3克 | 柿　蒂15克 |

水煎，每日1剂。

（4）随症加减：舌苔白腻，脉象细数者，加附子3克，丁香1.5克；口渴便秘、面赤舌燥、脉洪数或滑者加川连3克，山栀9克；胃阴虚耗、舌质光红者加元参9克，麦冬9克，石斛15克，卧则呃止，起则呃发，肾气上逆者加五味子9克，代赭石30克。

2. 针灸（水针）

（1）穴位：内关、足三里。

（2）效用：顺气、和胃、镇静。

（3）方法：用强刺激手法，留针20分钟，每10分钟加强1次。水针每天用1％普鲁卡因1毫升注入穴位。

（四）注意事项

忌食寒凉食品。

四、术后出汗

(一) 病因

此乃由于术后阴阳气血两虚所致。阳虚不能卫外,失于固密,则发生自汗;阴虚不能内营,失于敛藏则发盗汗。

(二) 症状

自汗不分,自然汗出,称为自汗;盗汗则睡中汗出而醒后汗止。

(三) 治疗

1. 内服

(1) 方名:敛汗饮。

(2) 效用:收汗固表,自汗盗汗均可服用。

(3) 药物:

煅牡蛎 30 克	煅龙骨 30 克	瘪桃干 15 克
浮小麦 15 克	炙黄芪 30 克	党　参 30 克
白　芍 9 克	当　归 9 克	糯稻根 30 克

(4) 随症施治:形寒气短,脉迟者党参、黄芪用量加倍,另加附子3 克,桂枝 3 克。烦热、脉数、舌红、溲赤者,加大生地 30 克,黄芩 9 克,川连 3 克。

2. 针灸

(1) 穴位:复溜、合谷。

（2）功效：止汗。

（3）方法：合谷用中刺激泻法不留针，复溜用轻等刺激补法，留针20分种。

（四）注意事项

（1）如出汗后衣服潮者，不宜更衣，以免着凉。

（2）凡自汗者，饮食不宜太热，应食温热食物。

（3）盗汗者，夜间棉被不要盖得太热。

五、术后音哑

（一）病因

此乃由于中气大亏，肺阴不足所致。

（二）症状

气短乏力，发音不亮，咽喉干燥，脉象数而无力，舌质偏红。

（三）治疗

1. 效用

养阴益气为主。

2. 药物

| 干石斛(先煎)30克 | 麦 冬9克 | 元 参9克 |
| 桔 梗6克 | 蝉 衣6克 | 玉蝴蝶6克 |

北沙参 9 克　　　　升　麻 3 克　　　　细生地 30 克

五味子 9 克

水煎,每日服 1 剂。

3. 随症加减

内热喉干,脉数者,改干石斛为鲜石斛 30 克,花粉 9 克;脉不数,舌不红者,除北沙参加黄芪 15 克,党参 15 克。

(四) 注意事项

(1) 尽量少说话。

(2) 忌酒辣及热性食品。

(3) 用洋参须泡茶饮之。